感染性疾病的预防

主编　狄　佳

苏州大学出版社

图书在版编目(CIP)数据

感染性疾病的预防／狄佳主编. —苏州：苏州大学出版社，2023.2
ISBN 978-7-5672-4213-5

Ⅰ.①感… Ⅱ.①狄… Ⅲ.①感染-防治 Ⅳ.
①R63

中国版本图书馆 CIP 数据核字（2022）第 247941 号

书　　名：感染性疾病的预防
- -
主　　编：狄　佳
责任编辑：吴　钰
助理编辑：何　睿
插画设计：李　菁
- -
出版发行：苏州大学出版社（Soochow University Press）
社　　址：苏州市十梓街 1 号　邮编：215006
印　　装：广东虎彩云印刷有限公司
网　　址：www. sudapress. com
邮　　箱：sdcbs@ suda. edu. cn
邮购热线：0512-67480030
销售热线：0512-67481020
- -
开　　本：700 mm×1 000 mm　1/16　印张：10.5　字数：167 千
版　　次：2023 年 2 月第 1 版
印　　次：2023 年 2 月第 1 次印刷
书　　号：ISBN 978-7-5672-4213-5
定　　价：68.00 元
- -
凡购本社图书发现印装错误，请与本社联系调换。服务热线：0512-67481020

《感染性疾病的预防》编写组

主　　编　狄　佳

副 主 编　江淑芳　李雪梅　张丽伟　钱　卿

编写人员（按姓氏笔画排序）

马英淳　王伟伟　尹伟琴　冯诚怿

朱文广　朱丽丽　刘　惕　杨玉花

狄寒玲　童学成

前　言 Preface

　　早在人类出现以前，微生物就已经在地球上生存了几十亿年，许多古老或新发现的感染性疾病如天花、水痘、流行性感冒等都对全球健康产生了严重影响。新型冠状病毒感染疫情的暴发更让全球都体会到了感染性疾病的可怕。虽然三年疫情让普通民众对手卫生、戴口罩、咳嗽礼仪等防控措施已非常熟悉，但人们对很多感染性疾病仍比较陌生。为了帮助民众更好地了解感染性疾病，我们邀请了感染管理科、感染科、药剂科、皮肤科等各专科的医务人员来对感染性疾病的常见问题进行简要科普。

　　本书共分为十五章：第一章总结了感染性疾病的简史及危害；第二章介绍了感染性疾病的常见检查及结果判读；第三章至第六章从病原的角度，分别介绍了细菌、病毒、真菌、寄生虫这四种常见病原体；第七章由临床药师总结了感染性疾病的用药；第八章至第十三章则分别从人体重要器官及系统的角度出发，阐述了不同种类的感染；第十四章由感染控制人员普及了院内感染的有关基本知识；第十五章分享了感染性疾病的预防小妙招。为了提高本书的科普趣味性，各章均有一个有趣的名字及一段引言，正文部分则采用了问答的方式对本章的常见问题进行解答，文字浅显易懂，并请有专长的医学专业人员绘制了插图，部分章节配有诗句以便更加直观及加深理解。虽然所有编写人员历经一年时间的努力，几易其稿，希望从各自专业的不同视角给公众提供有益帮助，但由于经验有限，结果难以尽善尽美，故本书在内容上难免会存在不足之处，敬请广大读者海涵并予以批评指正。

狄　佳

目 录 Contents

第一章

人类永远的对手——感染性疾病

人类从起源至今大约已有几十万年，而微生物已经存在几十亿年了，可以说感染性疾病是伴随着人类的诞生而产生的。起初人们一直认为感染性疾病是由瘴气（"坏的空气"）引发的，许多中外医学典籍都有"瘴气"这个概念。直到19世纪末，法国微生物学家路易斯·巴斯德和德国细菌学家罗伯特·科赫的工作及研究成果才告诉人们感染性疾病的真正的原因——微生物是感染的罪魁祸首，并提供了可靠的证据支持疾病的微生物理论。到了20世纪，感染性疾病领域取得了显著的进展，许多感染性疾病的病原体很快被确定。与此同时，针对一些最致命的和最能引起人体衰竭的感染的抗生素的发现和疫苗的问世，极大地改变了人类的健康面貌。20世纪时人们甚至消灭了天花这个人类历史上最大的灾难之一。

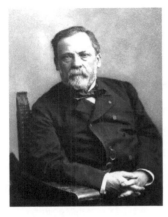

路易斯·巴斯德

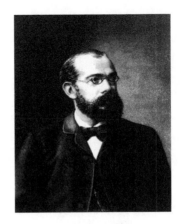

罗伯特·科赫

正是由于人类在感染性疾病领域取得了巨大的进步，人们曾乐观地预计，在可预见的未来时间内，所有重大感染性疾病都将消失。可惜，事情并没有人们想象的那样简单，即使20世纪科技取得如此巨大的进步，感染性疾病仍是患者和医生面临的一个巨大挑战。而且在后半世纪，几种慢性疾病被证明是由感染性微生物直接或间接引起的，比较典型的例子也许是幽门螺杆菌与消化性溃疡和胃癌、人乳头瘤病毒与宫颈癌、乙型肝炎（简称"乙肝"）病毒和丙型肝炎（简称"丙肝"）病毒与肝癌之间的关联。其实，已知多达16%的恶性肿瘤与感染性疾病相关。此外，许多新现和再现的感染性疾病继续对全球健康产生严重影响，如人类免疫缺陷病毒（HIV）/艾滋病（AIDS）、流行性感冒（简称"流感"）大流行和严重急性呼吸综合征（SARS），还有近几年传播的新型冠状病毒（COVID-19）。而且，临床相关微生物（如结核分枝杆菌、金黄色葡萄球菌、肺炎链球菌、疟原虫和HIV）不断增加的对抗微生物药物的耐药性，意味着曾经被认为是灵丹妙药的抗微生物制剂，需要被合理管理。由于所有这些原因，感染性疾病仍是全球第二大死因，继续对患者个体以及国际公共卫生产生严重影响。即使人类在20世纪取得了巨大成功，医生仍必须像20世纪初那样对感染性疾病予以全面关注。世界日益紧密的相互联系，不仅对全球经济，而且对医学和感染病的传播，都有着深远的影响。接下来我们将对感染性疾病及其危害做一简单的介绍。

▶ 一、什么是感染性疾病？

感染性疾病，顾名思义，就是因感染所致的疾病，主要是一些微生物感染人体，出现了一系列的不良症状。这些微生物包括衣原体、支原体、真菌、细菌、病毒、寄生虫等。最常见的是病毒感染，如病毒性感冒、病毒性肝炎，这些都是感染性疾病。

▶ 二、常见感染性疾病有哪些？

感染性疾病根据病原微生物的种类，可以分为病毒、细菌、真菌、原虫、支原体、衣原体等所致的感染性疾病。病毒感染性疾病最常见的是流感，还有传染性的病毒性肝炎、艾滋病、狂犬病等，都是病毒感染导致的。细菌感染导致的疾病有伤寒、鼠疫、霍乱、百日咳、猩红热、结核等。

三、什么是传染病？与感染性疾病有什么区别？

传染病也是感染性疾病，是一种特殊的感染性疾病，是可以传播的。传染病的流行应有三个环节：传染源、传播途径和易感人群。传染病是由传染源携带病原体，通过一定的传播途径进行播散的疾病。感染性疾病比传染病包括的范围更广，涉及的病种更多。感染性疾病不仅包含了我国的法定传染病，而且还涵盖了那些平时不能找出明确传染源的条件致病菌和免疫低下所引起的感染。感染性疾病不仅在内科、儿科范围，也涉及其他的临床科室，如外伤患者常见的厌氧菌感染、住院患者发生的院内感染等。

四、什么是"西班牙流感"？

历史上死亡人数最多的一次瘟疫既不是鼠疫也不是天花，而是几乎人人都得过的流感。有记载的流感第一次流行发生在 1510 年的英国。1918 年，世界上暴发了历史上影响最为深远的流感——"西班牙流感"，又称"西班牙女郎"。然而，这个"西班牙女郎"并不美丽，而是地地道道的恶魔，因为它夺去了超过 5 000 万人的生命。其中，仅西班牙就死亡 800 万人。自此以后，文献中记载了 31 次流感大流行。当时的人们对流感一无所知，而如今科学家已经证明流感是病毒感染所致，是可以治疗的，但"流感"这个名词一直沿用了下来。在全世界范围内，流感很可能将继续流行，我们希望微生物学和流行病学研究能发挥更大的力量，在下一个流感世界大流行之前找出预防和消除的方法。

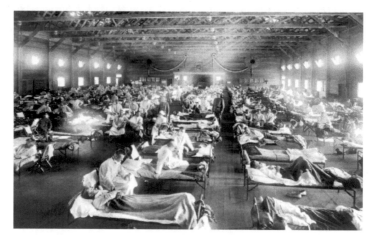

"西班牙流感"

五、传染病主要有哪些传播途径？

传染病的传播途径有五大类，同一种传染病可以有多种传播途径。第一类，呼吸道传播，病原体存在于空气中或者形成气溶胶，被易感者吸入身体中就可以引起感染，比如病毒性感冒、新型冠状病毒感染。第二类，消化道传播，病原体污染食物和水，易感者进食后可以被感染，比如甲型肝炎（简称"甲肝"）。第三类，接触传播，易感者与被病原体污染的水或者土壤等接触时获得感染，比如流行性出血热。第四类，虫媒传播，被病原体感染的蚊虫，在叮咬易感者后把病原体传给了易感者，比如流行性乙型脑炎（简称"乙脑"）。第五类，血液、体液传播，病原体存在于患者血液、体液中，经过输血或者分娩等途径发生了传播，比如乙肝、艾滋病。

六、感染性疾病有什么不良反应？

感染性疾病主要是由细菌、病毒、寄生虫、支原体等病原体感染所致的疾病。通常患者会出现不同程度的发热，还会有躯体疼痛、疲乏、精神不佳、食欲不振、腹泻、咳嗽咳痰、呼吸困难等症状。

七、新型冠状病毒感染是感染性疾病吗？

新型冠状病毒感染是一种急性感染性肺炎，是感染性疾病，也是传染性疾病，传染性极强。根据我国的传染病防治法，其被划为乙类传染病，在 2023 年 1 月 8 日前曾采取甲类传染病预防、控制措施。

八、感染性疾病科诊治哪些疾病？

目前，许多医院已把传染科改名为感染性疾病科，这是医疗卫生发展的趋势，因为传染病大大减少了，而感染性疾病增多了。感染性疾病科诊治的疾病包括感染性疾病和传染病。传染病包括法定的 40 种传染病，如鼠疫、霍乱、乙肝、丙肝等。所有的由病原体感染引起的疾病都被称为感染性疾病，包括细菌、病毒、其他微生物、原虫等感染引起的疾病。

九、感染性疾病发热的常见类型有哪些？

1. 稽留热

体温维持在 39 ~ 40 ℃或以上达数天或数周，24 小时内体温波动不超过 1 ℃，常见于大叶性肺炎。

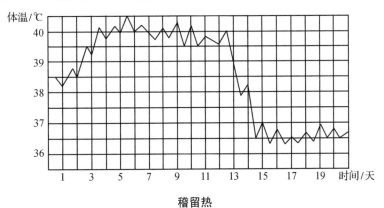

稽留热

2. 弛张热

体温在 39 ℃以上，波动幅度大，24 小时内波动范围超过 2 ℃，常见于败血症。

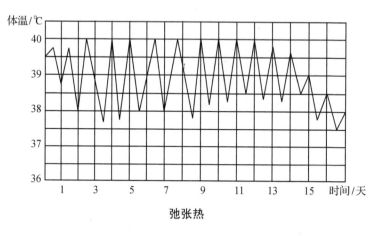

弛张热

3. 间歇热

体温骤升达高峰后持续数小时，又迅速下降至正常水平，接下来进入持续 1 天至数天的无热期，高热期与无热期反复交替出现，常见于疟疾等。

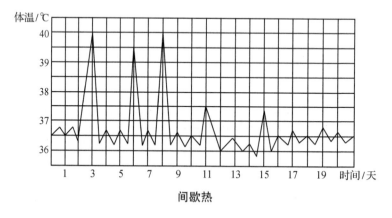

间歇热

4. 波状热

体温上升达 39 ℃或以上，数天后又逐渐下降至正常水平，持续数天后又逐渐升高，如此反复多次，常见于布氏杆菌病。

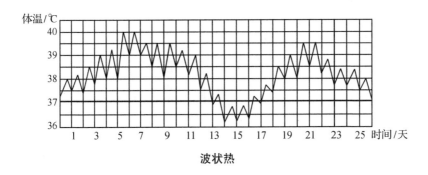

波状热

5. 回归热

体温急剧上升至 39 ℃ 或以上，持续数天后又骤然下降至正常水平，高热期与无热期各持续若干天后规律性交替一次，可见于回归热（一种由螺旋体引起的急性传染病）、霍奇金病等。

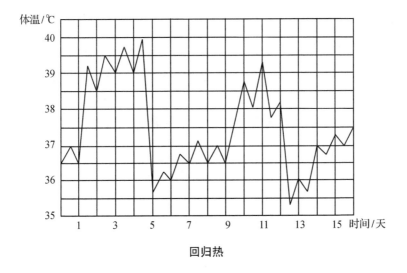

回归热

6. 不规则热

发热时体温波动的范围极不规则，持续时间也不一定，体温曲线毫无规律，可见于多种疾病，如流感、肺结核、肺炎等。

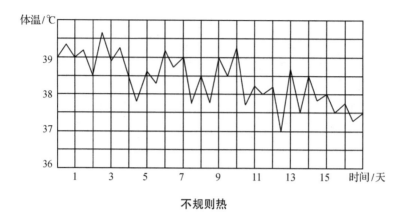

不规则热

十、外科感染和内科感染性疾病有哪些不同？

简单来说，外科感染是因创伤，如外伤、外科手术、诊疗操作等引起的创面和伤口感染。内科感染性疾病一般指的是一些微生物感染人体，出现了呼吸、消化、血液等系统或内脏器官一系列的不良症状。

十一、如果人类失去免疫系统，药物还能否治愈感染性疾病？

不能。治愈不是治疗，治愈是使病人达到与他正常情况相当的水平。

1. 针对细菌或病毒等病原体，抑制其生长繁殖

药物分为多种，很多是提高人体机能的。当然，也有专门针对病毒或细菌等病原体的药物，但任何药物都不可能达到百分之百抑制病原体的效果，即使达到99.99%，也不是百分之百，何况能抑制99%就不错了。

2. 自身免疫

人体之所以患病，是自身免疫与病毒大战平衡打破，自身免疫节节败退的结果。药物是奇兵，可以消灭很多病毒军队，帮助机体很容易地清除病毒。但药物不能百分之百杀灭病毒，那残留的病毒军队怎么办？还得靠免疫自卫队扫荡。不然残留的病毒军队很有可能死灰复燃。艾滋

病就是个很好的例子。艾滋病病人绝大多数不是死于 HIV，而是因为艾滋病病人存在免疫缺陷，免疫力极低，被其他微生物感染而致命。

3. 机体恢复

人体内任何系统都不是孤立的，而是相互影响着的。免疫、血液、循环等多个系统都有相互作用，一个失去作用，另一个也会有影响，即使药物杀灭了病毒，机体也难以愈合如初。

十二、我国的传染病是如何管理的？

我国的法定报告传染病分为甲、乙、丙 3 类，共 40 种。其中最危险的甲类传染病目前有 2 种，分别为鼠疫和霍乱。乙类传染病有 27 种，丙类传染病有 11 种，其中 SARS、人感染高致病性禽流感、肺炭疽采取甲类传染病预防、控制措施。

十三、常见妇科感染性疾病有哪些？

细菌性阴道炎、霉菌性阴道炎、滴虫性阴道炎、宫颈炎、盆腔炎、附件炎、老年性阴道炎等。

十四、老年人常见感染性疾病有哪些？

（1）老年人肺炎：常见症状有咳嗽、咳痰、发热、胸痛、呼吸困难、精神恍惚或谵妄、乏力、纳差、尿失禁，生活不能自理，X 线上表现不典型。

（2）老年人真菌感染：机会性感染较常见，年龄大、长时间住院、慢性病、医源性因素（诊疗操作、抗生素、激素、化疗）等都容易引起感染。

（3）其他：如老年人败血症、老年人尿路感染、老年人感染性心内膜炎、老年人胆道感染、老年人病毒性肝炎、老年人结核病等。

▶ 十五、新生儿感染性疾病有哪些？

（1）新生儿脐炎：由于断脐时或出生后处理不当而被金黄色葡萄球菌、大肠埃希菌或溶血性链球菌等侵染脐部所致的局部炎症。

（2）新生儿败血症：细菌侵入新生儿血液循环并生长繁殖、产生毒素而造成的全身感染。

（3）新生儿破伤风：破伤风梭状杆菌经脐部侵入引起的一种急性严重感染，常在生后 7 天左右发病，典型症状是苦笑面容。

（4）新生儿巨细胞病毒感染：人巨细胞病毒引起胎儿及新生儿全身多个器官损害并出现临床症状，是胎儿及新生儿最为常见的病毒感染疾病之一。

（5）新生儿梅毒：梅毒螺旋体由母体经胎盘进入胎儿血液循环所致的感染。

▶ 十六、哪些传染病的传染性较强？

（1）天花：传染性强，病情重，主要表现为严重的病毒血症，人类染病后病死率可以达到 30% 左右。

（2）埃博拉出血热：埃博拉病毒引起的埃博拉出血热是当今世界上较为致命的病毒性出血热，发病后期会有肝肾功能受损和内出血、外出血症状，致死率高达 50% 左右，在世界各国的病原分类中都属于最高危险等级的范畴。

（3）艾滋病：艾滋病没有有效的疫苗，也没有可以根除病毒的药物。但是，现在使用的抗逆转录病毒药物可以有效地抑制病毒，长期用药可以有效抑制感染者体内的病毒长达几十年，从某种意义上讲，艾滋病变成了一种传染性的"慢性病"。

▶ 十七、感染性疾病的结局有哪些？

因人体抵抗力、病原体毒力和治疗措施的不同，感染性疾病可有痊愈、慢性化、携带病原体、潜伏感染、发生后遗症和死亡等不同结局。病原体通过各种途径进入人体，即开始了感染的过程。侵入人体的病原体可被机体清除，也可定植、繁殖，进而造成机体组织的炎症、损伤及其他病理变化。因此，感染可出现不同的结局，如病原体被清除、隐性感染、显性感染、持续性感染、携带状态、潜伏性感染等。感染类型可随病原体与宿主双方力量的增减而移行、转化或交替发生。

十八、接种疫苗能预防哪些感染性疾病？

肺炎球菌疾病，包括肺炎球菌肺炎、肺炎球菌脑膜炎、肺炎球菌中耳炎，主要受害者是儿童，而接种疫苗是保护易感者免受肺炎球菌侵袭的最有效途径之一。流行性腮腺炎是儿童期一种较常见的急性传染性疾病，可通过接种麻风腮三联疫苗预防。

水痘是一种传染性极强的儿童期出疹性疾病，可通过接种水痘疫苗预防。麻疹是一种具有高度传染性的急性病毒感染性疾病，可通过接种麻风疫苗或者麻风腮疫苗预防。风疹是儿童时期常见的病毒性传染病，可通过接种麻风腮疫苗预防。结核病是由结核分枝杆菌感染引起的一种传染性疾病，可通过接种卡介苗预防。

乙肝是由乙肝病毒引起的一种传染性疾病，可通过接种乙肝疫苗预防。乙脑是由乙型脑炎病毒引起的一种中枢神经系统急性传染病，可通过接种乙脑疫苗预防。百日咳是由百日咳鲍特氏杆菌引起的急性呼吸道传染病，可通过接种百白破疫苗预防。白喉是由白喉棒状杆菌引起的急性传染病，可以通过接种百白破疫苗预防。破伤风是由破伤风杆菌经伤口侵入人体后引起的急性传染病，可以通过接种百白破疫苗预防。

流行性脑脊髓膜炎（简称"流脑"），可以通过接种流脑疫苗预防。嗜血性流行性感冒杆菌脑膜炎可以通过接种 B 型流感嗜血杆菌疫苗（Hib）预防。秋季腹泻又称为轮状病毒肠炎，可通过口服轮状病毒疫苗预防。

十九、什么是外源性感染和内源性感染？

根据感染病原体来源的不同，感染可分为外源性感染和内源性感染。外源性感染是指由外界致病病原体侵入人体后导致的感染，如伤寒、细菌性痢疾、病毒性肝炎等多为外源性感染。内源性感染是指人体自身的正常菌群在人体免疫功能下降时引起的感染。因为这些细菌必须在一定条件下才能致病，所以它们又被称为条件致病菌或机会致病菌，如肠道菌群中的大肠埃希菌、肠球菌等。

二十、哪些感染性疾病影响身高？

感染性疾病，特别是细菌感染，可影响全身的代谢和营养的吸收，所以慢性的和再发性的感染有时也会影响孩子身高的增长。常见的慢性感染有慢性细菌性痢疾、慢性肠炎、结核病、肾盂肾炎、支气管扩张症等。这些疾病中，有的直接影响消化功能，导致营养丢失和吸收功能减低；有的与营养不良互为因果，感染造成厌食，影响食物的摄入，再加上感染时机体分解代谢增加，营养缺乏加重，各种维生素、矿物质、蛋白质的不足进一步导致免疫功能低下，使得感染不易控制，形成恶性循环，故感染和营养不良可联合并协同地影响孩子的生长发育。

另外，有些感染造成了脏器的损害，如肝脏和肺脏的损害，也会影响孩子生长发育。感染治疗后能否赶上正常生长，取决于孩子发病年龄。出生后 2 年内孩子生长最快，在此时发生慢性感染或再发感染，会导致孩子生长落后明显，追赶比较困难。所以，注意孩子的卫生保健，加强营养，增强机体抵抗力，预防感染，及时正确地治疗感染性疾病非常重要。

（刘　惕）

第二章

借我一双慧眼

　　许多因素导致感染人体的病原体难以被检查到，如导致感染性疾病的微生物体型微小，肉眼不能识别；致病微生物侵入人体后一般会躲藏在某些组织或器官（如肺、肾、肝、心、脑、血液、骨髓）中，难以不损伤机体而直接从这些部位获取微生物样本；抗生素治疗有可能使细菌形态发生变化，失去细胞壁，成为所谓的 L 型菌，这种细菌在普通培养基中不能存活，导致这些细菌难以培养、检测；等等。为了能够明确感染性疾病诊断，并给予针对性治疗，人类发明、发展了许多方法和技术，借助这些方法和技术，感染性疾病的诊断及治疗效果得到了极大改善。我们相信，随着科学技术的发展，更准确、更高效、更廉价的检测、检查方法将层出不穷。

▶ 一、怎样看检验报告？

　　看检验报告似乎人人都会，可要看对，还是有一定讲究的。

　　第一，当然是要核对报告上的姓名、性别、年龄还有检测时间，确定报告是自己的，是这次做的检查。

　　第二，就是报告内容了。现在各医院的报告格式都差不多，一般分为 4 列，分别是项目名称、检测结果、参考值、异常标记（通常是用箭头表示，"↑"代表高于参考值，"↓"代表低于参考值，有些情况下也会用"＊"表示异常）。

　　第三，看异常结果。看的时候要结合症状、要前后对比、要向开检验单的医生咨询。

第四，对比不同医院的检验结果。最简单的方法就是看参考值、单位（如是 mmol/L 还是 mg/dL 等）是否相同，如果相同，一般同一项目是可以对比的；如果参考值差异较大或单位不同，可能提示检测方法不同，结果是不能对比的，这种情况下，最好固定在同一家医院复查，带复查结果就诊。

二、感染性疾病常用检查分几类？

感染性疾病目前仍是常见疾病，明确感染的致病病原体、感染部位有助于选择治疗方式，有时甚至能决定治疗成败。

感染性疾病常用检查通常分五类：

1. 常规检查

常规检查包括血常规、尿常规、粪常规、肝肾功能、C 反应蛋白、红细胞沉降率（简称"血沉"）、降钙素原（PCT）等。此类指标价格便宜，检测速度快，可以提示发生了感染，但不能判断感染类型或部位（尿常规、粪常规除外）。一般用于患者初期检查及复查，通过前后对比判断疾病变化及疗效。

2. 免疫学标志物检查

致病微生物进入人体后，机体会产生针对微生物成分的免疫反应。检测是否出现机体免疫反应的产物（抗体）或检测标本中是否存在微生物成分（抗原）可以间接提示某种微生物感染，如乙肝两对半、甲肝抗体、流感病毒抗体、γ 干扰素释放试验（IGRA）、结核菌素（PPD）试验等。此类检查可以提示感染类型，但阳性结果一般会滞后出现，一般怀疑某类感染时才会检测以验证是否为此类感染。

3. 病原学检查（直接查找致病微生物）

（1）涂片查看微生物：血涂片、痰涂片等，检出速度快，但容易漏诊。

（2）培养查找微生物：血培养、尿培养等。临床常用的是细菌培养，支原体、真菌培养相对较少，病毒培养难度较高，临床一般不采用。此类检查所需时间较长，阳性率较低。

（3）检测微生物基因序列（也叫分子生物学检查）：高通量基因测序技术（NGS）、实时荧光定量聚合酶链反应快速检测（Xpert）、聚合酶链反应（PCR）等。此类检查较灵敏，标本中有极少量微生物即可检出；检测速度快，1~2天即可出结果。

检测标本类型对结果影响较大，原本应该无菌的部位，如血、脑脊液、骨髓等若检测到致病微生物，通常提示感染；人体部分脏器是与外界相通的，如口腔、气管、肠道等，这些部位原本就有大量微生物存在，这些微生物在正常情况下并不致病，只在免疫力低下或有伤口时才会导致疾病，这些部位的标本检测出的微生物不一定就是感染原因，需要结合症状、影像学检查结果、微生物类型等综合判断。另外，由于细菌进入血液会被免疫系统清除，所以血液中不会持续有细菌，而是一阵一阵地出现细菌，一次血培养阴性不能排除血液感染。

4. 影像学检查

影像学检查包括 B 超、心脏超声、X 线摄片、计算机断层显像（CT）、核磁共振（MRI）、正电子发射计算机断层显像（PET-CT）等。此类检查可以发现感染部位，根据影像特征推测感染微生物类型，但最终需要病原学检查或病理学检查确证。

5. 病理学检查

通过穿刺、手术等方式获得病变部位组织，经过处理后可以观察到致病微生物、特征性感染表现（如干酪样坏死提示结核），也可以鉴别肿瘤及淋巴瘤。病理学检查可以确定感染部位及感染类型，但均为有创检查，不是所有患者均能确定病变部位或能获取病变部位组织（有的部位无法穿刺或手术）。

总之，各类检查各有优缺点，单一检查往往无法确定复杂、严重的感染，需要不同检测方式组合起来，扬长补短方能提高诊断的准确率。同时也要认识到，目前人类科技水平有限，还不能检测出所有致病微生物。

三、血常规有什么用？

血液中的有形成分分为三大类：白细胞、红细胞和血小板。

1. 白细胞

此类细胞是人体对抗侵入人体的外来微生物的主要细胞。血中白细胞数量会因不同微生物感染而发生不同变化，细菌感染时通常升高，病毒、沙门氏菌（伤寒、副伤寒）、疟原虫（疟疾）、杜氏利什曼原虫（黑热病）等感染时通常降低。

根据细胞核形态、数量的不同，以及不同染色剂对细胞内成分的染色效果，白细胞又分为五种：中性粒细胞、嗜酸性粒细胞、嗜碱性粒细胞、淋巴细胞和单核细胞。血常规报告上会列举各种细胞的计数和占白细胞总数的百分比，某些细胞数量减少可导致其他细胞百分比升高，所以医生会结合细胞计数和百分比来综合判断。

（1）中性粒细胞：对抗入侵微生物的第一道防线，多数细菌感染（如肺炎、阑尾炎、疖肿等）时中性粒细胞计数及百分比都是升高的，病毒感染（如病毒性肝炎、流感、麻疹、水痘、斑疹伤寒等）、立克次体感染、某些细菌及寄生虫感染（如伤寒、疟疾、布鲁菌病、黑热病等）可致中性粒细胞减少。需要注意的是，中性粒细胞升高不一定都是因为感染，某些中毒、严重组织损伤（如烧伤、大手术、严重外伤等）、某些药物（如糖皮质激素等）也会导致中性粒细胞升高；中性粒细胞减少的原因也很多，如中毒、放射性损伤、药物、重度感染、血液病等。此外，显著的中性粒细胞减少意味着机体防御功能低，更容易发生感染。

（2）嗜酸性粒细胞：与过敏有关。例如，在发生过敏性鼻炎、哮喘、荨麻疹、真菌感染、寄生虫感染、猩红热时，嗜酸性粒细胞可以升高，显著升高时须注意血液病可能。伤寒、副伤寒感染时，嗜酸性粒细胞可降低。

（3）嗜碱性粒细胞：水痘、流感、结核等可见嗜碱性粒细胞数量增多。其数量减少一般意义不大。

（4）单核细胞：某些偏慢性的感染，如结核、疟疾、伤寒，以及急性感染恢复期可出现单核细胞增多。单核细胞计数显著升高时须注意血液病可能。其数量减少一般意义不大。

（5）淋巴细胞：淋巴细胞计数升高多见于病毒感染，如麻疹、水痘、流行性腮腺炎、EB 病毒感染等。急性感染恢复期可出现淋巴细胞增多。显著升高时须注意血液病可能。淋巴细胞计数降低可见于某些药物（如糖皮质激素）、放射性损害、艾滋病以及某些免疫缺陷性疾病。急性感染期由于中性粒细胞增多，可出现淋巴细胞比例下降。

2. 红细胞

与红细胞相关的指标有红细胞计数、血红蛋白浓度、红细胞比容、平均红细胞体积、平均血红蛋白含量、平均血红蛋白浓度。前3项分别表示红细胞的总体数量、总体血红蛋白含量、总体积；后3项表示单个红细胞的体积及血红蛋白含量。

感染性疾病中的红细胞减少（贫血，指前3项指标低于参考值）可见于慢性感染（细菌性心内膜炎、结核、钩虫病、包虫病、黑热病、EB病毒感染、巨细胞病毒感染、HIV感染等）和可导致红细胞破坏的感染（疟疾）。

红细胞增多在感染性疾病较少见。

3. 血小板

与血小板相关的指标有血小板计数、血小板体积分布宽度等。通常需要关注的是血小板计数。结核、某些病毒感染（麻疹、流行性腮腺炎、流行性出血热、HIV感染等）、感染性休克可出现血小板减少。非感染性疾病，如血液病、某些药物、自身免疫性疾病也可导致血小板减少。需要注意的是，血小板有止血功能，快速、严重的血小板减少除了会有出血风险外，往往提示病情凶险、危重。血小板升高可见于一些慢性炎症性疾病，也包括一些慢性感染，但不能指向某种特定感染。

综上所述，结合症状，血常规可提示感染，但不能判断感染类型或部位。一般用于患者初期检查及复查，也可用于前后对比判断疾病变化及疗效。

四、尿常规指标怎么看？

与感染相关的尿常规指标大致分三类：

1. 尿比重、pH

通常提示肾小管功能异常，某些影响肾小管的感染（如流行性出血热、慢性肾盂肾炎）、休克等可致尿比重、pH 异常。

2. 尿白细胞、白细胞酯酶、细菌

此 3 项指标升高通常提示尿路（肾、输尿管、膀胱、尿道、前列腺）感染。

3. 尿红细胞

尿中出现红细胞可提示尿路损伤，如结石、感染、结核、肾炎、肿瘤等，有明显血尿者往往需要到肾内科或泌尿外科就诊，由专科医师进一步检查并诊断。

女性患者月经期尿中会出现红细胞、白细胞、蛋白，通常为污染，应避免检查尿常规。

女性因尿道口接近生殖道且尿道短，尿常规异常较常见。通常指标轻度升高，无尿频、尿急、尿痛等症状时，可通过多饮水、排尿、加强局部清洁改善，不要随意服用抗生素；确有尿频、尿急、尿痛等症状时，应询问专科医师，在医师指导下行尿培养等检查，规范使用抗生素，以免诱导耐药菌产生。

▶ 五、粪常规指标怎么看？

1. 颜色

粪便呈果酱色可能是阿米巴痢疾所致，呈绿色时应注意空肠弯曲菌肠炎的可能，柏油（沥青）样黑便提示上消化道出血或食用含铁较丰富的食物，灰白色（白陶土样）粪便提示胆道梗阻，可见于蛔虫感染、胆道结石、胆道肿瘤。

2. 性状

糊状、稀水样便提示肠道感染的可能，黏液脓血便提示痢疾的可能。

3. 显微镜检查

（1）白细胞（脓细胞）：见于细菌性痢疾、肠炎。

（2）红细胞：见于肠结核、细菌性痢疾、肠炎、下消化道出血、肠道肿瘤。

（3）寄生虫：可查见肠阿米巴滋养体或包囊、蛔虫卵、钩虫卵、肝吸虫卵、血吸虫卵、囊虫卵或节片等。

4. 隐血试验（OB）

OB 阳性提示消化道出血或进食含铁丰富的食物、药物。

六、肝功能指标怎么看？

肝功能指标可分为三类：

1. 反映肝细胞破坏的指标

这类指标包括谷氨酸氨基转移酶（也叫谷丙转氨酶，ALT、GPT）、天门冬氨酸氨基转移酶（也叫谷草转氨酶，AST、GOT）、乳酸脱氢酶（LDH）。这 3 种酶存在于肝细胞内，肝细胞损伤时，这些酶释放入血，血中含量升高，可见于肝脏及其他部位感染（病毒性肝炎、肝脓肿、病毒性感冒等）、中毒、脂肪肝、肝硬化、自身免疫性肝炎、肝肿瘤等。GOT、LDH 也存在于肌肉细胞，心肌梗死、病毒性心肌炎、横纹肌溶解、肌炎中也可见这 2 种酶升高。

2. 反映肝脏功能的指标

反映肝脏功能的指标有：①合成白蛋白、胆碱酯酶和凝血因子；②处理、排泄胆红素。肝功能下降时，肝脏合成能力下降，血白蛋白减少，血清胆碱酯酶活力下降，凝血因子合成减少。凝血因子合成减少进而导致凝血功能异常，具体表现在凝血酶原时间（PT）延长。若肝脏处理、排泄功能下降，胆红素不能及时被处理、排泄，导致血胆红素升高，升高到一定程度会表现为皮肤、巩膜发黄（黄疸）。由于肝脏代偿能力比较强，出现肝功能异常通常意味着严重、大量肝细胞损害，如急性重型肝炎、肝硬化失代偿等。

3. 反映胆道损伤的指标

谷氨酰转肽酶（GGT）、碱性磷酸酶（ALP）、胆红素等指标可反映胆道的损伤。胆道阻塞时上述指标会升高，可见于胆道感染（如蛔虫病）、结石、肿瘤、自身免疫性胆管炎等。ALP 也存在于骨骼，骨骼疾病，如佝偻病、软骨病、骨恶性肿瘤、恶性肿瘤骨转移等也可见该指标升高。

肝功能检测需要空腹采血，所以检查前一天晚上 12 时以后应注意不再进食及饮水。

七、什么是"大三阳""小三阳"? 乙肝两对半怎么看?

人们耳熟能详的"大三阳""小三阳"其实是免疫学方法检测乙肝病毒感染的 2 组结果（即乙肝两对半）。乙肝两对半包括 2 种乙肝病毒的成分（抗原）和 3 种机体对乙肝病毒不同成分产生的抗体。

（1）表面抗原（HBsAg）：乙肝病毒表面的成分，乙肝病毒感染后 2~6 个月可出现在血中。HBsAg 阳性提示乙肝病毒感染，阴性提示未感染或感染后恢复期，须结合其他指标判断。

（2）表面抗体（HBsAb）：机体针对 HBsAg 产生的抗体，它的出现表示机体对乙肝病毒具有了免疫力。其可见于接种乙肝疫苗免疫成功者、既往感染过乙肝病毒具有一定免疫力的患者。

（3）e 抗原（HBeAg）：乙肝病毒内部成分，在病毒复制时释放入血，所以该指标阳性提示病毒复制，具有传染性。HBeAg 与 HBsAg 同时或稍晚几天出现。

（4）e 抗体（HBeAb）：机体针对 HBeAg 产生的抗体，可出现在 HBsAg 转阴后数月，提示疾病进入恢复期，传染性下降。少数情况下，乙肝病毒发生了变异，血中无 HBeAg，但 HBeAb 阳性，此时需查乙肝 DNA 判断是否还有病毒存在。

（5）核心抗体（HBcAb）：在 HBsAg 出现后 3~5 周出现，提示病毒复制、有传染性（IgM 型），或曾经感染、现无传染性（IgG 型）。

除上述两对半外，还可以检测乙肝病毒的基因成分（HBV-DNA）。血中检测出 HBV-DNA 提示病毒感染、病毒复制（体内有活病毒，病毒可以自我复制、增加数量，当免疫系统能够清除或限制病毒后，病毒复制减少）、有传染性。

几种常见结果组合：

（1）全部阴性：未感染过乙肝病毒，对乙肝病毒也没有免疫力。从事有乙肝病毒感染风险职业的人，可考虑接种乙肝疫苗预防。

（2）大三阳：HBsAg + HBeAg + HBcAb 三项阳性，提示乙肝病毒感染，有病毒复制，具有传染性。应咨询专科医师是否需要检测 HBV-DNA、是否需要抗病毒治疗。共同生活人员可检测乙肝两对半，如未感染，对乙肝病毒无免疫力（全阴性），应注意防护（避免接触患者伤口、血液，避免无保护性行为），可考虑接种乙肝疫苗。乙肝大三阳患者怀孕，应于孕 24～28 周检测 HBV-DNA，根据结果决定是否需要抗病毒治疗以减少母婴传播机会。

（3）小三阳：HBsAg + HBeAb + HBcAb 三项阳性，提示乙肝病毒感染，病毒复制减弱，传染性减弱。应定期检查肝功能、HBV-DNA 化验及肝脏 B 超，由专科医师决定是否需要抗病毒治疗。共同生活人员须注意防护。

（4）单一 HBsAg 阳性：提示病毒感染，应定期复查肝功能、HBV-DNA 化验及肝脏 B 超，如异常，应咨询专科医生是否需要抗病毒治疗。如肝功能正常但近期须使用激素、免疫抑制剂、生物制剂等抑制免疫功能，应同时进行预防性抗病毒治疗。

（5）单一 HBcAb 阳性：如肝功能正常，可以定期复查，不需要处理；如肝功能异常，或肝功能正常但近期有可能使用激素、免疫抑制剂、生物制剂等抑制免疫功能，应查 HBV-DNA，并在治疗过程中定期复查，如出现 HBV-DNA 升高，应及时咨询专科医生是否需要抗病毒治疗。

▶ 八、怀疑得了丙型肝炎时查什么?

怀疑得了丙型肝炎时一般先检测外周静脉血抗丙型肝炎病毒（HCV）抗体，如果结果为阳性，需要进一步检测 HCV-RNA。若 HCV-RNA 结果也为阳性，即为 HCV 感染。该病毒可通过血液途径、性途径、母婴途径传播，与感染者共同生活者须注意防护，避免共用剃须刀、牙刷，避免不安全修足、文身、穿耳环孔，避免无保护性行为。现无丙肝疫苗可预防丙型肝炎。已有有效抗病毒药物，可清除病毒，使 HCV-RNA 转阴，已感染者应咨询专科医师是否需要抗病毒治疗。

九、怀疑得了戊型肝炎时查什么？

怀疑得了戊型肝炎时可检测抗戊型肝炎病毒（HEV）抗体，IgM 型抗体阳性、2 次抽血 IgG 型抗体由阴转阳或升高 4 倍以上提示感染。该病毒通过不洁饮食或饮水感染，多数患者可逐渐恢复。目前已有戊肝疫苗。

十、担心感染艾滋病时查什么？

艾滋病是 HIV 感染所致，HIV 可通过不安全性行为、血液、母婴传播。发生病毒暴露高危行为，如与艾滋病患者发生不安全性行为、共用尖锐器具时受伤（包括针刺伤、刺青、注射）等时，应及时进行 HIV 抗体检测。HIV 抗体检测分筛选试验及确证试验，筛选试验阳性者须行确证试验，确证试验阳性即为感染。由于艾滋病病毒从感染到能被检测出有一段时间（窗口期），单次检测阴性不能排除 HIV 感染。高危行为后 4 周多数感染者可检出抗体，高危行为后 3 个月抗体仍阴性基本可排除感染。

十一、梅毒血清学检测怎么看？

梅毒血清学检测分两类：

1. 用于筛选及疗效判断的检测

这一类检测通称非梅毒螺旋体血清试验，包括血清不加热反应素玻片试验（USR）和快速血浆反应素环状卡片试验（RPR）。检测结果在梅毒感染时变为阳性，治疗后可转为阴性。假阳性较多见，一些非梅毒感染的疾病，如呼吸道感染、肺炎、活动性肺结核、风湿性心脏病、亚急性细菌性心内膜炎、传染性肝炎、肝硬化、慢性肾炎、钩端螺旋体病、麻风、疟疾、类风湿关节炎、系统性红斑狼疮及海洛因成瘾等，都可导致 RPR 阳性，但滴度（数值）一般较低，小于 1∶8，可用作临床筛选、定量检查，也可用于疗效观察。

2. 用于确诊的检测

这一类检测通称梅毒螺旋体血清试验，包括梅毒螺旋体颗粒凝集试验（TPPA）、梅毒螺旋体血细胞凝集试验（TPHA）、梅毒螺旋体制动试验（TPI）等。这一类试验比前一类准确，但不能判定疗效，一旦确诊梅毒，这一类试验将始终呈现阳性。然而，此类试验仍有假阳性：类风湿关节炎、红斑狼疮、糖尿病、结肠癌、淋巴肉瘤、丙型肝炎、肝硬化、艾滋病、麻风、生殖器疱疹、海洛因成瘾等疾病可出现 TPHA 阳性；妊娠、老年人可出现 RPR 和 TPHA 阳性。

第一类和第二类检测同时出现阳性才有诊断意义，须由专科医师决定是否需要治疗。单纯的 TPPA 阳性只能提示曾经感染，或者近期感染而非特异性抗原还没有出现（USR 或 RPR 阴性）。所以，如果 TPPA 阳性，而非特异性抗原试验阴性，最好 4 周以后再重复检测一次，如果仍然是这个结果，就不需要治疗，也没有传染性。

十二、为什么要做血培养？

通常怀疑血液感染（可有畏寒、寒战、发热等症状）时才会进行血培养。血培养能帮助明确诊断并指导治疗（可根据药物敏感性检测结果选择抗感染药物，能更有效杀菌并减少抗感染药物使用，减少耐药菌产生）。

使用抗感染药物之前抽取血进行培养可提高检出率，如果已经应用抗感染药物进行治疗，则应该在下一次用药之前采血培养。采血时应进行严格的局部消毒以及严格的无菌操作，以减少采血部位皮肤细菌污染血样导致假阳性的发生。通常推荐在短时间（1 小时）内连续在不同部位采 2～3 对血培养（需氧菌和厌氧菌培养为 1 对）。当怀疑有感染性心内膜炎或其他的血管内细菌和真菌感染时，应以一定时间间隔采血（如间隔 1～2 小时采一次），便于连续监测。如果在 1～2 天内未获得血培养的阳性结果，且患者症状未缓解，则需要再次采血培养。为提高检出率，抽血量应达到每个培养瓶 10 mL。怀疑真菌感染时可使用真菌培养瓶。

由于血培养发现细菌等微生物通常提示病情危重，医院对血培养实行危急值报告制度，即血涂片或培养发现致病微生物后，检验科会在最短时间内打电话向医生报告（多数情况下是在 1～3 天出结果，一些生长缓慢的细菌，如奴卡菌，会在 7～42 天出结果），此时通常只有细菌的基本信息（革兰氏染色阳性或阴性＋球菌或杆菌，如革兰氏阳性球菌），医生接到报告后会根据细菌类型开始经验性治疗，同时检验科会进一步进行菌种鉴定及细菌对抗生素敏感性检验，正式报告会在 5 天左右完成。

血培养报告包括以下内容：

（1）一般项目：姓名、性别、年龄等用于确认患者信息；本报告所检测的标本（静脉血、动脉血、导管血等）；采血时间。

（2）报告内容："未培养到病原微生物"为正常结果。如培养到致病微生物，第一行为微生物名称，如金黄色葡萄球菌。微生物名称下方列举各种进行了药敏试验的抗生素名称（如青霉素）、MIC（最低抑菌浓度，是指在体外药敏试验中，抗生素能抑制细菌生长的最低药物浓度）结果以及根据 MIC 结果判断的病原微生物对该药物的敏感度。敏感度结果包括敏感（也可标记为"S"，表示该抗生素在体外试验中能有效杀灭此细菌，用于人体治疗时常规剂量通常有效）、中介（也可标记为"I"，表示该抗生素在体外试验中能杀灭此细菌，但需要较高药物浓度，用于人体治疗时可能需加大剂量或用于该药物易于聚集的部位的感染）、耐药（也可标记为"R"，表示此细菌对该抗生素耐药，常规剂量用于人体治疗通常无效）。

血培养无法完全避免皮肤杂菌污染，多次（一般是 2～3 次）培养有助于提高检出率并排除杂菌污染（每次都是同一细菌污染的可能性较小），判读结果时要结合症状及其他辅助检查结果。血培养阳性者治疗后应复查血培养以判断疗效。

◆ 十三、怎样留尿培养？尿培养结果该怎么看？

怀疑泌尿系统（肾盂、输尿管、膀胱、前列腺、精囊、尿道）感染时（可能会有尿频、尿急、尿痛、发热等症状）进行尿培养。

尿液应在留取后 1 小时内送检，否则细菌会增多，出现假阳性。尿液在膀胱内停留时间过短（不到6小时），或饮水太多，会稀释尿中细菌，影响结果的准确性。留取尿液前使用抗菌药物可能导致假阴性。尿路感染的排菌可呈间歇性，如慢性肾盂肾炎在没有急性症状时，尿培养可为阴性，但在其急性发作时，尿培养则常为阳性。

留取尿液时最好留清晨第一次尿液。排尿前应以清水及肥皂清洗阴茎（男性）、外阴（女性），留取中间1/3段尿液于清洁无菌容器中。女性在留尿培养时应避开经期。

看尿培养结果前应先看尿细菌浓度，每毫升尿液中细菌数 $<10^3$ 个为正常；$10^3 \sim 10^5$ 个为可能感染，应重新留标本或过几天再查；$>10^5$ 个为尿路感染。菌种、药敏试验结果标示方法同血培养。

尿培养结果

十四、怎样看痰培养？

考虑呼吸道感染时（可能会有咳嗽、咳痰、发热、胸闷、气急等症状）会进行痰培养。

痰培养前使用抗菌药物可能导致假阴性，应在使用抗生素之前留痰培养。由于痰液经过口腔会混入口腔细菌，应尽量减少口腔细菌污染标本，留取痰液时需注意：① 留取晨起第二口痰；② 留痰前用清水、冷开水漱口，或用牙刷清洁口腔及牙齿；③ 深吸气后呼气时用力咳嗽，确保咳出的是气管深处的痰，患者咳嗽无力时家属可协助拍背，握空心掌由下向上、由外向内轻拍患者背部，然后患者吸气、咳痰；④ 直接将痰液吐在无菌、干燥的广口容器中，尽量防止唾液、鼻咽部分泌物混入标本，不要用纸巾包裹痰液；⑤ 留取痰液量 ≥1 mL。由于痰培养极易混入口腔菌污染，痰培养应反复进行，每日清晨留痰一次，连续 2～3 天。一般不建议 24 小时内重复留痰，除非痰的性状发生了改变。

看痰培养结果时首先要看痰液是否合格：痰液直接涂片后用显微镜检查，每低倍视野鳞状上皮细胞 <10 个，白细胞 >25 个，或鳞状上皮细胞：白细胞 <1:2.5，可认为痰液来源于下呼吸道，为合格痰标本。菌种、药敏试验结果标示方法同血培养。

综上所述，痰培养极易受口咽部细菌污染，分离得到的细菌往往不能真正代表下呼吸道感染的病原菌，应密切结合临床进行分析，必要时进行多次培养。重症、疗效不佳患者可考虑纤维支气管镜下吸痰或留取灌洗液进行病原学检查，结果较痰培养可靠。

▶ 十五、结核相关的实验室检查有什么？

结核相关的实验室检查分三类：

1. 直接查找结核分枝杆菌

直接查找结核分枝杆菌包括痰、纤维支气管镜灌洗液、胸腔积液、脑脊液等标本涂片和培养。此类检查为传统检查手段，简便、价廉，培养阳性可确诊，并可以进行药物敏感试验帮助选择药物。但阴性结果不能排除结核，如怀疑结核感染，应反复检查。培养需要时间较长（10～42 天）。淋巴结等组织穿刺或活检病理有时可见到结核分枝杆菌，也有助于诊断。

2. 分子生物学检查

分子生物学检查包括两类。一类检测结核分枝杆菌特有的分子成分，如 Xpert、实时荧光定量 PCR 检测 DNA、环介导等温扩增法（LAMP）、交叉引物恒温扩增技术（CPA）、线性探针技术等。Xpert 较常用，该方法敏感、快速，最快 110 分钟可获结果，并可检测是否对利福平耐药，缺点是费用较高，存在极少数假阳性。另一类是将结核分枝杆菌基因扩增后检测，如 NGS、PCR + 探针杂交、PCR + 熔解曲线、基因芯片等。此类检测敏感性极高，可进行耐药基因检测，但检测费用高昂，结果复杂，需专业人员判读。

3. 免疫学检查

免疫学检查包括三种：① 结核菌素皮试（PPD 试验、TST 试验）。感染过结核分枝杆菌的人再次接触结核分枝杆菌成分会发生超敏反应，皮试部位出现红肿、硬结。该检查简便易行，价格低廉，但结果判断受主观影响较大，假阴性及假阳性均较多见。② γ 干扰素释放试验（IGRA）。感染过结核分枝杆菌的人，淋巴细胞对结核分枝杆菌成分有记忆反应，再次接触这种结核分枝杆菌成分会释放干扰素，用结核分枝杆菌成分刺激淋巴细胞，检测其释放的干扰素（IGRA）或释放干扰素的 T 细胞（T-SPOT）可协助判断是否感染过结核。显然，这种检查不能区分是正在感染还是以前感染（接触）过结核，它是一种辅助手段，不能确诊或排除结核。即将进行免疫抑制治疗（糖皮质激素、免疫抑制剂、化疗药物、生物制剂）的患者可用此方法进行筛查，如果是阳性，在治疗过程中应该定期复查 IGRA 及肺部 CT 和（或）进行预防性抗结核治疗，以防治或早期发现潜伏性结核复发。③ 结核抗体。该检查可靠性较低，现较少用。

总之，结核分枝杆菌培养是结核诊断的金标准。怀疑结核又难以确诊的，可采用分子诊断技术。免疫学检查是辅助手段，不能凭单一免疫学检查结果诊断结核。

十六、为什么要检测人乳头瘤病毒（HPV）？

目前发现的 HPV 基因型已超过 150 种，其中 20 ~ 40 种与癌症相关。HPV 按致病性分为低危型和高危型。低危型 HPV（如 HPV6、HPV11、HPV42、HPV43、HPV44 等）可引起人类良性的肿瘤和疣，如生长在生殖器官附近皮肤和黏膜上的人类寻常疣、尖锐湿疣以及生长在黏膜上的乳头状瘤。而持续性高危型 HPV（如 HPV16、HPV18、

HPV31、HPV33、HPV35、HPV39、HPV45、HPV51、HPV52、HPV56、HPV58、HPV59、HPV68 等）感染可导致癌症的发生，如宫颈癌、阴茎癌、肛门癌等。

目前主要的 HPV 检测方法为检测 HPV 的 DNA，包括二代杂交捕获技术、核酸扩增 + 导流杂交（分型）、聚合酶链荧光定量（定量）。检测标本为宫颈标本。

目前 HPV 检测策略有两种：

1. 不建议 30 岁及以下女性检测

此阶段女性往往会自我清除病毒并恢复细胞学变化至正常，检测到一过性 HPV 感染没有意义（持续性高危型 HPV 感染才致癌），会给女性带来不必要的焦虑。

2. 30 岁以上女性进行 HPV 与宫颈细胞学双筛查

两种检查均阴性者，每 3 年复查一次；HPV 阳性者，每年复查一次。

目前已有宫颈癌疫苗，分 2 价（预防 HPV16、HPV18 所致宫颈癌，约占 70%）、4 价（预防 HPV16、HPV18 所致宫颈癌，HPV6、HPV11 所致生殖器湿疣）、9 价（预防 HPV16、HPV18、HPV31、HPV33、HPV45、HPV52、HPV58 所致宫颈癌，约占 90%，以及 HPV6、HPV11 所致生殖器湿疣）。

世界卫生组织（WHO）建议 HPV 疫苗接种的主要目标人群为 9 ~ 14 岁女性，即女性初次性生活前或初次接触 HPV 前。既往有过异常 HPV 检测结果和患过生殖器疣的人群，仍可接种。一般接种 HPV 疫苗前不需要检测 HPV，但考虑到不少女性携带 HPV，建议最好转为阴性后再接种疫苗。发热、妊娠时不宜接种。

HPV 疫苗应在感染 HPV 前或 HPV 感染清除后接种，该疫苗不能治疗已经感染 HPV 的患者。90% 的感染会在 1 ~ 2 年内被机体清除，约 10% 的持续感染患者会发展为癌前病变或宫颈癌，这个过程需 9 ~ 10 年。目前 HPV 感染没有特效药物治疗。

HPV 疫苗不能完全预防宫颈癌（2 价、4 价预防 70%，9 价预防 90%），所以接种 HPV 疫苗者仍应定期接受宫颈癌筛查。

十七、狂犬病如何诊断？

怀疑狂犬病发作时，可采用狂犬病病毒分离、狂犬病病毒抗原检测、狂犬病病毒核酸检测、狂犬病病毒中和抗体检测等方法协助诊断。

上述指标之一阳性即提示狂犬病发作，狂犬病目前无有效治疗手段，病死率近100%。所以发生高风险动物（犬、猫、蝙蝠，或其他流浪、野生哺乳动物）导致二级以上狂犬病暴露（无明显出血的咬伤、抓伤，或无明显出血的伤口、已闭合但未愈合的伤口接触动物及其分泌物、排泄物，伤口用酒精擦拭有痛感）时，切勿有侥幸心理，应及时处理伤口、就医并注射狂犬病疫苗，必要时（三级暴露，即发生出血性咬伤、抓伤，或未闭合的伤口接触动物及其分泌物、排泄物，或被蝙蝠咬伤、抓伤时；免疫低下者）增加注射人源狂犬病免疫球蛋白。

十八、猫抓病如何诊断？

猫抓病表现为被猫或狗抓、咬的局部皮肤出现一至数枚红疹，1~2周后出现附近或全身淋巴结肿大，持续数月。一般可根据接触史和症状诊断。实验室诊断依据包括：在血液、淋巴结脓液中分离、培养出汉赛巴通体，血清检测汉赛巴通体抗体≥1∶64 或发病4~6周时的结果较发病初期升高4倍以上，分子生物学方法检测出汉赛巴通体DNA。

十九、为什么要检测弓形虫感染？

弓形虫通过多种方式传染：① 后天性感染。感染途径以饮食（生或未熟的肉、乳、蛋等）、水源污染和密切接触动物（猫、猪、犬、兔等）为主。经损伤的皮肤黏膜或唾液飞沫传播的情况也有报道。② 先天性感染。当孕妇在妊娠期内感染弓形虫时，虫体通过胎盘污染羊水，进入胎儿的胃肠道而引起宫内感染。多数人都是弓形虫带虫者，可形成带虫免疫（部分人无法完全清除体内虫体，但可将弓形虫速殖子限制在细胞内并最终发育成包囊，此时宿主无症状，但包囊可在宿主体内长期存在）。被感染者免疫功能低下，如患有恶性肿瘤、淋巴肉芽肿，长期使用免疫抑制剂以及免疫缺陷（如艾滋病）等时，包囊破裂，放出大量缓殖子，形成虫血症，并可侵入新的宿主细胞迅速增殖，患者此时可出现神经、肺、眼部感染症状。

妊娠期感染弓形虫对胎儿影响较大，在妊娠早中期发生感染，可引起流产、死胎或畸形（如颅内钙化、小头畸形、脑积水）、胎儿宫内发育迟缓；在妊娠晚期感染，胎儿发育可以正常，但可有早产，或出生数月或数年后才逐渐出现症状，如脉络膜视网膜炎、视力障碍、癫痫、精神发育障碍。近年临床对妊娠期感染弓形虫较重视。

弓形虫病的诊断方法主要有三种：

1. 查找虫体

查找虫体的方法包括组织学诊断、动物接种分离法和细胞培养法。检查阳性率不高且较繁琐，较少采用。

2. 免疫学诊断

免疫学诊断可分为：① 查虫体成分（检测抗原），主要方法为酶联免疫吸附试验（McAb-ELISA），较可靠，可作为早期诊断和确诊依据。② 查人体对虫体产生的抗体（检测抗体），方法包括间接血凝试验、间接免疫荧光抗体、酶联免疫吸附试验。一般认为，IgM 阳性提示近期发生感染，IgG 阳性提示发生过感染，但不能区分正在感染还是以前感染过。

3. 分子诊断

分子诊断方法包括 PCR 技术及核酸杂交技术等，此类方法快速、敏感、准确性较高。

目前多采取检测抗体方式（TORCH）筛查。如果备孕时检测 IgM 抗体阳性，说明近期内有感染，暂时不能怀孕，需要进行治疗，待治愈后方可考虑怀孕。

如果抗体均为阴性，多说明身体还未受到感染，那么在孕前及孕后更要小心。如果觉得自己难以保证良好的卫生习惯，为保险起见，在怀孕期间尽量避免养宠物。如果宠物留在身边的话，需要注意卫生习惯，避免受到感染。应在妊娠早、中、晚期分别进行复查。一旦发现孕妇出现急性感染（血清检查 IgM 抗体阳性），应咨询专科医生决定是否需要治疗，同时对胎儿进行羊膜穿刺和超声检查。如果证明胎儿发生感染，孕妇可能需要采用磺胺加乙胺嘧啶治疗；如果发现胎儿有明显异常，父母可考虑终止妊娠。

如果 IgM 抗体阴性、IgG 抗体阳性，但抗体效价不高，可能为慢性感染或既往有过感染。如果女性在怀孕前感染过弓形虫，怀孕后一般不再有被感染的风险。

患弓形虫病的妇女，在怀孕期如果有血播期（即弓形体、燕形体、尖形体活动），胎儿一定会被感染。80% 被感染的胎儿为隐伏性的慢性弓形虫病患者。在哺乳期，因婴儿成为"带病免疫"者，所以尽管母乳中带有弓形虫，婴儿并无大碍，可以照常发育成长。

如果家中饲养了宠物，应对宠物进行弓形虫检测。如果宠物没有感染的话，可以养在家里，但在怀孕期间应避免宠物接触外界；如果宠物已经感染的话，就需要把宠物寄养在治疗机构，对宠物进行弓形虫治疗。

刚地弓形虫呈世界性分布，中国感染率为 5%～20%，成人感染了这种寄生虫一般就像患了轻微的流感，而儿童或胎儿一旦感染，受到的影响会很大。近年研究表明，精神病患者中弓形虫感染的流行率较高。产前感染弓形虫可能是精神分裂症的潜在危险因素。

▶ 二十、什么是鹦鹉热？

鹦鹉热是一种由鹦鹉热衣原体引起的传染病。典型症状包括突然发热、寒战、头痛、肌痛、乏力、咳嗽和非典型病原体肺炎。发病者有鸟类接触史。鹦鹉热衣原体来源一般是鸟类或家禽，他们含菌的分泌物或排泄物所污染的环境、羽毛及尘埃均可成为传染源。带菌的鹦鹉、金丝雀、信鸽、火鸡、鸭、野生水鸟等鸟类都是传染源。禽类及其养殖场、宰杀车间、羽绒加工厂、家禽市场、鸟类集散地点、转运场地或运输工具等，也可成为传染源。含有鹦鹉热衣原体的尘埃或气溶胶都能由呼吸道吸入而引起感染。带菌的分泌物、排泄物可经皮肤、黏膜及消化道等途径引起感染。

怀疑鹦鹉热者可取发病 2 周内及恢复期（发病 6 周后）的血清做补体结合试验，效价 4 倍以上增长即可确诊，效价在 1∶16 以上也有诊断意义。间接免疫荧光检测特异抗体、NGS 可用于早期快速诊断和流行病学调查。

二十一、流行性出血热怎样诊断？

流行性出血热，又称肾综合征出血热，简称"出血热"，由汉坦病毒引起，是以鼠类为传染源的自然疫源性疾病。人接触携带汉坦病毒的鼠类的血液、尿液、粪便或唾液，可感染汉坦病毒，2～3 周后出现发热（38～40 ℃），"三痛"（头痛、腰痛、眼眶痛），皮肤黏膜"三红"（脸、颈和上胸部发红），以及眼结膜充血。口腔黏膜、胸背、腋下出现大小不等的出血点或瘀斑，或呈条索状、抓痕样的出血点。随后出现休克、急性肾功能衰竭。

实验室检查：早期可用免疫荧光试验、酶联免疫吸附试验（ELISA）、胶体金法在血清、尿沉渣细胞中查特异性抗原。血清特异性抗体 IgM 1∶20 以上和 IgG 抗体 1∶40 以上为阳性，恢复期血清特异性 IgG 抗体比急性期有 4 倍以上增高者也可诊断。RT-PCR 法检测血清中病毒 RNA，可用于早期诊断。

二十二、疟疾怎样诊断？

疟疾，俗称打摆子、冷热病，是由于被按蚊叮咬或输入带疟原虫者的血液而感染疟原虫所引起的虫媒传染病。疟疾的主要表现为周期性规律发作，畏寒、寒战，然后体温上升，可达 40 ℃以上，持续 2～6 小时，个别达 10 余小时；随后表现为大汗淋漓，在 2～3 小时内体温降低。长期多次发作后可引起贫血和脾肿大。

实验室检查包括：

1. 血涂片（薄片或厚片）染色查疟原虫

寄生于人体的疟原虫共有四种，分别是间日疟原虫、三日疟原虫、恶性疟原虫和卵形疟原虫，该检查可确诊并可鉴别疟原虫种类。骨髓涂片染色查疟原虫的阳性率较血涂片高。

2. 血清学检查

抗疟抗体一般在感染疟原虫后 2~3 周出现，4~8 周达高峰，之后逐渐下降。现已应用的血清学检查方法有间接免疫荧光、间接血凝与酶联免疫吸附试验等，阳性率可达90％。一般用于流行病学检查。

（马英淳）

第三章

亦敌亦友的细菌

虽然我们肉眼看不到"细菌"这微小的生灵，但我们实际上却生活在一个遍布着细菌的环境中，无论在人的体内还是体表，很多部位都有细菌生存。这些微小的生灵与人类共存，并在人类的生存历史上与我们亦敌亦友，相爱相杀。它们会为我们的生活掀起一些波澜，也会为我们的健康做出无私的奉献。对于人类而言，它们中的大多数默默无闻，只有少数被发现和命名，为人类的科学发展发光发热。我们不仅要感谢那些为我们的健康做着无私奉献的细菌，更要感谢发现它们的科学家们。

一、人体细菌库有哪些？

说到细菌，人们可能对它没有什么好印象，因为好多疾病都和细菌有关，如常见的肺炎、肺结核、伤口感染、急性肠炎等。人们本能地想远离细菌，但你知道吗，人体的健康不仅离不开细菌，而且人体本身就是个"细菌星球"。人体内有五个细菌最多的地方，俗称"细菌库"，它们分别是：肠道、鼻腔、口腔、腋窝和外阴。其中最大的细菌库为肠道，其次为鼻腔。

（1）肠道：肠道是人体的消化工厂，有丰富的食物残渣，滋养着几百种、数量几百兆的细菌。

（2）鼻腔：鼻腔是人体唯一不闭合的器官，空气中大量的粉尘和细菌、病毒等都可以附着在鼻腔黏膜表面，导致鼻腔内细菌群有1万多种。

（3）口腔：口腔潮湿温润，含有丰富的食物残渣，具备了细菌生长的良好条件。口腔中每平方厘米就有超过 1 亿个细菌，情侣间亲密接吻 10 秒钟就可以交换 8 000 万个口腔细菌。

（4）腋窝：腋窝处皮肤皱褶多，汗腺发达，是人体微生物的又一大聚集地，藏在腋窝的细菌高达每平方厘米 10 亿至 100 亿个。

（5）外阴：外阴部富含的皮脂、汗液、皮屑等，对于细菌来说是丰富的"美餐"。外阴部也滋养了大量的细菌。

二、什么是细菌？

细菌是一类原核细胞型微生物，体积微小（通常用微米为单位表示其大小，1 微米相当于 1 米的一百万分之一），结构比较简单，有细胞壁，不进行有丝分裂。广义的细菌包括放线菌、螺旋体、立克次体、支原体和衣原体等微生物。因为细菌有细胞壁，所以细菌离开宿主可变成菌孢，独立于动物、植物单独生活在空气、土壤中，甚至可以在各类酷热、极寒、真空等极端环境中生存。环境一旦恢复，菌孢就变成细菌，然后迅速分裂繁殖，生存下来。所以细菌的生命力很顽强，和人类共存在这蓝色的地球上。

三、细菌是如何被人类发现的？

细菌体积如此微小，我们人类是怎么能观察到它们的呢？这要归功于一位 1632 年出生于荷兰的科学家列文虎克。列文虎克虽然未经过正规的科学训练，但他是一个对新奇事物充满强烈兴趣的人。一天，列文虎克偶然听说有个眼镜店可以磨制放大镜，可以把肉眼看不清的东西看清楚，他感到很好奇，因为价格高买不起，他就自己暗暗学习磨镜技术，经过几年的努力，列文虎克终于制出了能把物体放大 300 倍的显微镜，并用显微镜发现了红细胞和酵母菌（真菌）。此外，他还用显微镜观察了一位从未刷过牙的老人的牙垢，发现了细菌。列文虎克成为了微生物世界的发现者。

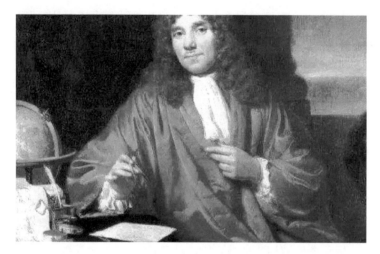

安东尼·范·列文虎克（Antony van Leeuwenhoek，1632年10月24日—1723年8月26日），荷兰显微镜学家、微生物学的开拓者

四、常见的球菌、杆菌和螺旋菌有哪些？

从数量上看，细菌不计其数；从种类上看，细菌种类繁多；从形态上看，细菌受各种环境因素的影响，呈现各种形态。但细菌的基本形态有球状、杆状和螺旋状三种，分别称为球菌、杆菌和螺旋菌。

（1）球菌：有的个体分散而单独存在，如肠球菌；有的成双排列，如脑膜炎双球菌、肺炎双球菌；有的四个细胞联一起呈田字形，如四联菌；有的八个细胞叠在一起，如尿素八叠球菌；有的多个细胞排成链状，如肺炎链球菌、草绿色链球菌、化脓性链球菌；有的多个细胞排列成葡萄状，如金黄色葡萄球菌。

（2）杆菌：是细菌中数量最多的，有白喉棒状杆菌、李斯特菌、炭疽芽孢杆菌、枯草芽孢杆菌、结核分枝杆菌、大肠埃希氏菌、伤寒沙门菌、肺炎克雷伯菌、普通变形杆菌、奇异变形杆菌、铜绿假单胞菌、鲍曼不动杆菌、破伤风梭菌、肉毒梭菌、双歧杆菌、、幽门螺杆菌等。

（3）螺旋菌：如果菌体弯曲不足一圈，似逗号，称弧菌，如霍乱弧菌；如果菌体回转呈螺旋状，称螺菌，如苍白螺旋体、回归热疏螺旋体、钩端螺旋体。

五、幽门螺杆菌的发现和意义是什么？

1981 年，在皇家佩思医院做内科医学研究生的巴利·马歇尔（Barry Marshall）医生遇到了罗宾·沃伦（Robin Warren），两位都对胃炎研究感兴趣，他们以 100 例接受胃镜检查及活检的胃病患者为对象进行研究，最终证明了幽门螺杆菌的存在且其确实与胃炎相关，并提出了关于胃溃疡与胃癌是由幽门螺杆菌引起的假说。幽门螺杆菌假说在刚刚提出时被科学家和医生们嘲笑，因为他们不相信会有细菌生活在酸性很强的胃里面。

1984 年的一天，马歇尔吞服了含有大量幽门螺杆菌的培养液，试图让自己患上胃溃疡。5 天后，冒冷汗、进食困难、呕吐、口臭等症状接踵而来，在胃镜检查时，他发现自己的胃黏膜上果然长满了这种"弯曲的细菌"，而穿过胃壁而出的白细胞正努力吃掉并杀死那些幽门螺杆菌——这就是造成胃溃疡的原因。当同事和朋友们惊呼这种"疯狂举动"的时候，马歇尔却兴奋不已，因为这正是他第一次成功证明了幽门螺杆菌能感染人体。

2005 年，在瑞典斯德哥尔摩的诺贝尔颁奖现场，当宣布年度医学奖的归属后，全场的闪光灯聚集到了罗宾·沃伦和巴利·马歇尔身上，表彰他们对幽门螺杆菌（*Helicobacter pylori*）的发现，这也被誉为现代医学最重要的成果之一。

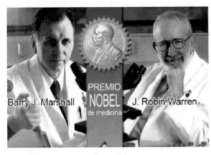

罗宾·沃伦（**Robin Warren**）和
巴利·马歇尔（**Barry Marshall**）
获得诺贝尔奖

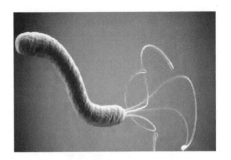

电子显微镜下的幽门螺杆菌

六、什么是菌群失调？

在正常情况下，正常的微生物群与宿主之间处于相互依赖和相互制约的动态平衡状态。具体来说就是，宿主为细菌提供营养和生存环境，细菌也不"白吃白住"，它们为人体提供免疫屏障，帮助人体合成实现生理功能必需的化学物质，锻炼人体的免疫系统。这种动态平衡状态，即这样"搭伙过日子"的状态，是最经济、最有效率的方式。

但是，当人体使用抗生素、免疫抑制剂、肿瘤化疗药等，以及进行部分外科手术和插管等侵入性诊疗操作后，细菌和人体之间的平衡状态被打破，出现正常的微生物群的数量变化或移位，细菌跑到了不该去的地方，就会变成有害菌，这样就造成了"菌群失调"。比如，有些女性使用含杀菌剂的洗液冲洗阴道，破坏了阴道正常菌群的屏障作用，反而引起真菌感染，造成真菌性阴道炎；ICU 中必须大剂量使用广谱抗生素的严重感染患者，易继发多重耐药菌感染或真菌感染。

七、什么是革兰氏阳性菌和革兰氏阴性菌？

对细菌进行革兰氏染色，是进行初步识别和鉴定的一种方法。细菌无色透明，体积微小，要借助显微镜放大才能看到，而直接镜检只能看到有鞭毛的细菌在镜下呈现活泼的运动，无法有效地区分各类细菌。革兰氏染色为常用的细菌染色法，经过一系列染色步骤后，在镜下呈紫色的细菌为革兰氏阳性菌，呈红色的细菌为革兰氏阴性菌。在此基础上可进一步观察细菌的形态、大小、排列、染色特征，以及是否有荚膜、鞭毛、芽孢等特殊结构，以进行精准识别和鉴定。

八、什么是专性需氧菌、专性厌氧菌、兼性厌氧菌和需二氧化碳菌？

人体生存需要空气，细菌也不例外，需要一定的气体环境才能更好地生存。根据细菌生存是否需要氧气，能否在二氧化碳中生存，我们将细菌分为专性需氧菌、专性厌氧菌、兼性厌氧菌和需二氧化碳菌。

（1）专性需氧菌：是指需要在有氧和二氧化碳的环境中生长，在无氧环境中不生长的细菌。

（2）专性厌氧菌：是指在无氧气的环境中生长，在有氧和二氧化碳的环境中不生长的细菌。

（3）兼性厌氧菌：是指在有氧和无氧环境中均能生长的细菌。

（4）需二氧化碳菌：是指在有氧和无氧环境中均不生长或生长不佳，而在二氧化碳环境中生长良好的细菌。

九、什么是细菌内毒素和外毒素？

细菌进入人体后会产生毒素，造成人体健康的损害。细菌毒素按其来源、性质、作用不同可以分为内毒素和外毒素。

（1）内毒素：多由革兰氏阴性菌生成，大多是细胞分解后的细胞壁形成的毒素，主要是磷脂、多糖和蛋白质的复合体。内毒素相对毒性较弱，会引起发热、弥漫性血管内凝血、粒细胞减少血症等。

（2）外毒素：多由革兰氏阳性菌产生，由活的细菌主动释放到人体内，主要成分为蛋白质，对组织细胞有选择性毒害效应，不引起发热，但会抑制蛋白质合成，有细胞毒性、神经毒性，可造成水盐代谢紊乱，毒性强，微量就可以使实验动物死亡。

十、什么是条件致病菌？

人体有些部位的细菌，在正常情况下不会导致人体生病，但当机体平衡被破坏时，这些细菌就有可能引起疾病。

（1）细菌寄居的部位发生改变：如肠道内的大肠埃希菌进入泌尿道，引起泌尿道感染等。

（2）机体免疫力下降：如正常菌群进入血液、体液扩散，引起菌血症等。

（3）菌群失调：滥用抗生素，使寄生于正常人体的各个正常菌群之间的比例发生较大幅度变化，超过正常范围。

在这些情况下，原来不致病的正常菌群就成了会导致疾病的细菌，这些细菌被称为条件致病菌或机会致病菌。

▶ 十一、什么是多重耐药菌？常见的多重耐药菌有哪些？

多重耐药菌（MDRO），主要是指对临床使用的三类或三类以上的抗菌药物同时呈现耐药现象的细菌。常见的多重耐药菌有：① 耐甲氧西林的金黄色葡萄球菌（MRSA）；② 耐万古霉素肠球菌（VRE）；③ 产超广谱 β-内酰胺酶（ESBLs）细菌；④ 耐碳青霉烯类肠杆菌科细菌（CRE），如产 I 型新德里金属 β-内酰胺酶（NDM-1）或产碳青霉烯酶（KPC）的肠杆菌科细菌；⑤ 耐碳青霉烯类抗菌药物鲍曼不动杆菌（CR-AB）；⑥ 多重耐药/泛耐药铜绿假单胞菌（MDR/PDR-PA）；⑦ 多重耐药结核分枝杆菌。

▶ 十二、为什么要对多重耐药菌进行监测管理？

我国为抗菌药物生产和使用的大国，抗菌药物广泛应用于医疗卫生、农业养殖等领域，但由于新型抗菌药物研发能力不足、药店无处方销售抗菌药物、医疗和养殖等领域不合理使用抗菌药物、群众合理使用抗菌药物意识不强、制药企业废弃物排放不达标等多种因素，细菌耐药问题日益突出，最终将影响人类健康。如果不对多重耐药菌进行有效的监测管理，会让我们在以后需要抗生素治疗疾病时无药可用。

因此，为加强抗菌药物管理，遏制细菌耐药，维护人民群众健康，促进经济社会协调发展，我国制定了遏制细菌耐药国家行动计划，对细菌耐药进行有效的监测管理。

▶ 十三、细菌和病毒的区别有哪些？

细菌和病毒虽然都是微小的，人的肉眼看不到，也都是能让人体生病的病原体，但它们存在许多差异：

（1）大小不同：细菌比病毒大，细菌通过普通光学显微镜可以观察到；病毒需要借助能放大万倍的电子显微镜才能揭开它的面纱。

（2）结构不同：细菌是单细胞或多细胞组成的简单生物，并有细胞壁；病毒结构简单，主要是蛋白质外壳包裹着遗传物质。

（3）生存方式不同：细菌有独立生存和寄生于生物体内两种生存方式，而寄生的细菌大部分不会进入细胞，仅寄生于细胞外；病毒需要进入其他生物的活细胞内，利用活细胞的遗传物质进行复制，从而繁殖生存。

（4）代谢方式不同：细菌本身有很多不同的代谢方式；病毒没有自己的代谢方式，通过寄生的方式依赖宿主的代谢系统进行代谢。

◆ 十四、细菌感染和病毒感染有什么不同？

细菌和病毒都是微小的生物，但它们各有不同的本领，感染人体后存在一定的差异。

（1）细菌感染和病毒感染后的症状不同：细菌和病毒感染都可能引起发热、咳嗽等症状，但细菌感染脓性分泌物会较为常见，如脓鼻涕、脓痰等；而病毒感染少有脓性分泌物。

（2）细菌感染和病毒感染后抗生素疗效不同：细菌感染后使用相应的抗生素，症状改善明显；对于病毒感染，抗生素收效甚微。

（3）细菌感染和病毒感染后治疗方式不同：对于细菌感染，多针对细菌种类，或根据药敏试验选用不同的抗生素来治疗；对于病毒感染，需根据病毒感染的部位不同，使用不同的抗病毒药物，同时注意提高自身免疫力。

◆ 十五、细菌引起的传染性疾病有哪些？

特定的细菌会引起相应的传染病，如：① 溶血性链球菌——猩红热；② 脑膜炎奈瑟菌——流脑；③ 白喉棒状杆菌——白喉；④ 伤寒沙门菌——伤寒和副伤寒；⑤ 痢疾杆菌——细菌性痢疾；⑥ 霍乱弧菌——霍乱；⑦ 布鲁菌——布鲁菌病；⑧ 炭疽杆菌——炭疽；⑨ 鼠疫杆菌——鼠疫；⑩ 结核分枝杆菌——肺结核；⑪ 梅毒螺旋体——梅毒。

十六、为什么说霍乱弧菌对公共卫生体系的建立和发展产生了促进作用？

世界上最早的公共卫生体系是英国的公共卫生体系，而推动英国的公共卫生体系建立和发展的却是霍乱弧菌引起的霍乱的暴发和流行。

19 世纪，霍乱在英国频繁暴发。仅 1831—1832 年，整个英国因霍乱死亡的就有 3 万人。为什么霍乱一次又一次在英国暴发呢？因为 19 世纪的英国伦敦分布着数以万计的大大小小的化粪池，一到雨季，飘着各种垃圾的粪水乱流，进入居民的饮水系统，造成了污染。就这样，霍乱于 1831 年、1848 年、1853 年、1866 年来了一轮又一轮，四次霍乱迫使英国从 1846 年起先后多次颁布《公共卫生法案》，英国的公共卫生体系在这基础上逐步建立了起来。从此之后，英国再也没有暴发过大规模的霍乱。

十七、为什么说霍乱弧菌促进了静脉输液技术的产生？

当今，静脉输液是我们在医院里常见的对患者进行治疗的措施。但是，你可能不知道，静脉输液技术的发明和霍乱弧菌引起的霍乱有关。

霍乱是一种烈性传染病，患者会出现剧烈恶心、呕吐、腹泻等症状，导致严重的脱水、体内电解质紊乱，严重的患者可能在几个小时内脱水死亡。

对于霍乱患者而言，水、电解质、药物、营养物质都是战胜疾病的关键"弹药"。但因为顽固的腹泻，让口服这个原有的"弹药投放系统"失效，霍乱依然会危及患者的生命。

为了挽救患者的生命，医生们开始寻找新的"弹药投放系统"。他们考虑到，既然全身的血管是连在一起的，那么把液体通过血管输进去，不就可以解决给药和补液的问题了吗？不过这个方法在当时没有人成功实践过。

1832 年，英国医生托马斯·拉塔通过反复试验和研究，最终成功地将经过煮沸消毒的盐水输进了患者的血管，成功救治了一位得了霍乱的老年女性。

1832 年 6 月 23 日，一篇关于这种将煮沸过的盐水输入患者血管内的静脉输液技术的论文发表于著名医学期刊《柳叶刀》上，静脉输液技术开始得到传播。

十八、为什么说口罩的发明与鼠疫杆菌有关？

在抗击新冠疫情的各项措施中，佩戴口罩已成为大家的共识，而鲜为人知的是，口罩是伍连德博士在控制鼠疫杆菌引起的鼠疫大流行时发明的。

1910 年，哈尔滨地区发生了一起重大公共卫生事件，席卷了 6 万余人的生命。伍连德博士临危受命，前往哈尔滨抗疫。在显微镜下，他清楚地看到了鼠疫杆菌，他推测，这是一种新型鼠疫，将其命名为肺鼠疫，可在人与人之间通过呼吸道传播，所以传播速度极快。

伍连德博士通过管理传染源、切断传播途径、保护易感人群这三个原则控制鼠疫。因为肺鼠疫主要通过飞沫在人和人之间传播，为了切断肺鼠疫的传播途径，伍连德博士不仅采取了减少人员

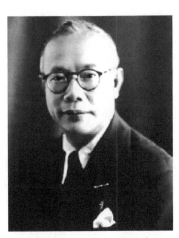

伍连德博士（1879—1960 年），民族英雄、抗疫英雄

流动和隔离的方法，还设计发明了一种成本极低、易推广使用的简易双层囊口罩。这种口罩在制作时，先把纱布折叠起来，在中间垫上一块吸水药棉，再剪出耳朵的出口即可，不但制作方便而且防护严密。在伍连德博士推行的一系列科学规范的举措下，这是中国第一次以科学的手段有效遏制疫情蔓延的成功案例。口罩也在此后的呼吸道传染性疾病，如SARS、新型冠状病毒感染防控中发挥了巨大作用。

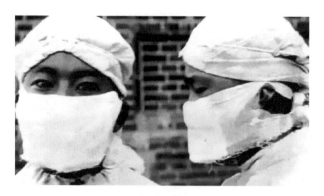

伍氏口罩

十九、为什么说细菌感染促进了手卫生概念的产生？

在抗击新冠疫情的各项措施中，手卫生是最基本、最经济有效的方法。手卫生的概念已深入人心，而手卫生概念的提出是由于细菌感染。

19世纪中叶，塞麦尔维斯是奥地利维也纳总医院的一名妇科医生。当时，维也纳总医院是当地最大最好的医院，有两个产科病区，两个病区的规模差不多，每年出生的孩子数量也差不多，但是一病区产妇的死亡率非常高，这些产妇都会出现高热、寒战、呼吸困难等症状，几天就去世了，这种病就是产褥热。现代医学已经知道产褥热是由细菌感染引起的，细菌通过产道进入人体，引起严重的感染休克，最终因器官衰竭导致死亡。但是当时医学界根本不知道细菌的存在，更不知道感染是怎么回事。

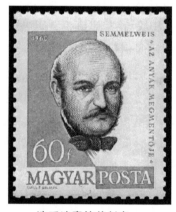

洗手消毒的首创者
塞麦尔维斯的纪念邮票

一件偶然的事情为塞麦尔维斯提供了新的思路。他发现一病区的医生通常在解剖尸体后检查刚生产的产妇，二病区接产的医生从不参与尸体解剖。他想，是不是因为做完尸体解剖不洗手，把这种"毒"传给了产妇，所以一病区的产妇死亡率才会比二病区高。

塞麦尔维斯要求每个医生、护士必须用含有漂白粉的水洗手后再去接生。这个措施使一病区产妇的死亡率迅速下降。

塞麦尔维斯用不可辩驳的事实验证了只要经过严格的洗手这项简单的操作，就可以在一定程度上有效地预防产褥热。

如今，洗手已成为各医院的基本要求，医务人员必须严格按照标准方法洗手，保护患者和自身，避免或降低医院内感染的发生。

二十、为什么说细菌感染与癌症的免疫治疗有关？

许多医生认为，人类如果能找到攻克癌症的方法，那么最有可能出现在免疫治疗领域。在免疫治疗方法出现之前，医生用手术、化疗、放疗等方法直接攻击癌症组织；而免疫治疗靠的是用各种药物或者技术手段增强人体的免疫功能，以杀死癌细胞。

这个原理看上去简单，但是它的探索之路一走就是一百多年。1918年的一天，美国医生威廉·科利在翻看老病历时，发现了一份特殊的病例——一位患面部癌症的病人在切除癌症组织之后，病情复发了，病人的手术伤口还严重感染了。在那个没有抗生素的年代，所有人都觉得这个病人活不了了。但接下来发生的事情出乎所有人意料，这位病人的伤口每感染一次，癌症组织就会缩小一点。经过反反复复的感染，5个月后，这位病人的癌症组织消失了。科利医生感到震惊，他怀疑是不是病历写错了。于是，他找遍了整个纽约城，终于找到了这位病人，并通过检查证实了病例所写的都是事实。科利想，难道是因为细菌感染激发的免疫力杀死了肿瘤细胞？有了这个想法，他开始尝试用细菌毒素来治疗肿瘤。他用这种思路治疗了上百位病人，确实有病人的病情得到缓解。

正是科利医生以及之后的科学家们坚持不懈的探索，才有了今天我们见到的癌症的免疫疗法。

二十一、为什么说细菌促进了PCR技术的进步？

穆利斯是极少数的仅凭借发明的一项技术而获得诺贝尔奖的科学家之一。他发明的聚合酶链式反应（polymerase chain reaction，PCR）能在脱离生物体的人工条件下，将极少量的DNA扩增上亿倍，帮助人们更容易地检测到某一DNA片段的存在，从而进行后续的研究。在新型冠状病毒疫情防控中，检测新型冠状病毒的核酸时就运用了PCR技术。

在1983年到1985年，诞生之初的PCR技术实际上一点都不简单，而是一项非常复杂繁琐的工作。那时做一次PCR可是真不容易：每进行一轮反应，就需要人工加一次酶，然后放在37℃的水浴锅里，定时；等时间到了取出来，转移到95℃的水浴锅里，再定时；取出来降温一会儿，再补加一些酶、缓冲液和复制必需的引物等，然后再来一遍……如此循环，总共需要重复30~40遍。

20世纪70年代，华裔女科学家钱嘉韵在辛辛那提大学生物系跟随导师约翰·特雷拉专注研究一些从美国黄石国家公园的热泉中分离得到的细菌，他们从一种能在70℃高温下仍可正常繁殖的水生栖热菌中分离纯化了一种能够耐受极高温度的DNA聚合酶。这种聚合酶即使加热到95℃并保持数小时，都能保持一定的活性，非常适合用于PCR。从此，PCR技术变得简单，应用也变得广泛起来。

（李雪梅）

第四章

最小的微生物——病毒

病毒是一类非常微小的病原体，它仅由核酸（DNA 或 RNA）与蛋白质外壳构成。病毒是一种非细胞生命形态，借由感染机制侵入机体后，利用宿主的细胞进行自我复制。第一个已知的病毒是烟草花叶病毒，由马丁努斯·拜耶林克于 1898 年发现并命名。迄今已有超过 5 000 种类型的病毒得到鉴定。

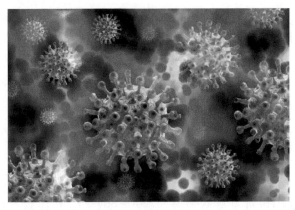

病毒

▶ 一、常见的呼吸道病毒有哪些？

1. 流感病毒

流感病毒随飞沫进入易感者体内，并在呼吸道增殖。病毒本身很少进入血液，但代谢所产生的毒素样物质却可以进入，引起发热、头痛和全身酸痛。甲型流感可以引起散发，也可以引起全球性大流行，比如众所周知的甲型 H1N1 流感。

2. 麻疹病毒

麻疹是儿童时期最常见的急性呼吸道传染病，病毒通过飞沫直接传播，冬春季易发病。病毒侵入上呼吸道和眼结膜上皮细胞，并在这些细胞中增殖，引起皮丘疹、发热及呼吸道症状。在天花灭绝后，WHO 已将麻疹列为计划消灭的传染病之一。

◆ 二、冠状病毒有什么特点？

目前已知可以感染人的冠状病毒共 7 种，被我们熟知的，除了 2019 新型冠状病毒（SARS-CoV-2）外，还有 SARS-CoV（引发重症急性呼吸综合征，2003 年的 SARS）和 MERS-CoV（引发中东呼吸综合征，即 MERS）。冠状病毒通过呼吸道分泌物排出体外，可通过直接、气溶胶和接触的方式传播，感染高峰在秋冬和早春。MERS-CoV 和 SARS-CoV 常引起较为严重的症状。MERS 症状通常包括发热、咳嗽和呼吸急促，甚至发展为肺炎。SARS 症状通常包括发热、畏寒和身体疼痛，甚至发展为肺炎。

另外 4 种常见的人冠状病毒包括 229E、NL63、OC43 和 HKU1 型，通常会引起轻度或中度的上呼吸道疾病，如感冒。症状主要包括流鼻涕、头痛、咳嗽、咽喉痛、发热等，有时会引起肺炎或支气管炎等下呼吸道疾病。

◆ 三、2019 新型冠状病毒（SARS-CoV-2）有什么具体特征？

以前，新发现的冠状病毒都会被暂时称为新型冠状病毒，包括在 2012 年发现的引发 MERS 的冠状病毒及其病症都曾被称为"新型冠状病毒"及"新型肺炎"。2019 新型冠状病毒被发现后，WHO 暂时将其命名为 Novel Coronavirus（"新型冠状病毒"），缩写为 2019-nCoV。2020 年 2 月 11 日，国际病毒分类委员会的冠状病毒科研究小组确认该病毒与 SARS-CoVs 形成姊妹支，正式将该病毒依据分类学和已有惯例命名为"SARS-CoV-2"。

新型冠状病毒可通过呼吸道飞沫、气溶胶、皮肤接触或直接接触带有病毒的分泌物，经由眼睛、鼻腔、口腔等途径进入人体。人群普遍易感，老年人及有基础疾病者感染后病情较重。

常见症状包括发热、咳嗽以及呼吸急促，也有部分患者会有咽喉肿痛、肌肉乏力、积痰等症状。大部分病例只会呈现轻微症状，只有少部分会发展成为病毒性肺炎以及多器官衰竭的重症病例。

病毒具有热敏感性，暴露在紫外线下或处于 56 ℃高温环境下 30 分钟可被灭活。乙醚、75% 酒精、含氯消毒剂、过氧乙酸和氯仿等脂溶剂均可有效灭活病毒，氯己定不能有效灭活病毒。

基于病毒的传播途径，我们可采取以下预防措施：① 在公共场合要佩戴医用外科口罩或 N95 型口罩，同时需注意口罩的有效期；② 熟知正确的七步洗手法，在接触了公共物品之后要洗手；③ 养成经常体育锻炼的习惯，提升自己的免疫力。

四、腮腺炎是由什么引起的？

流行性腮腺炎是由腮腺炎病毒引起的疾病。发病初期，患者表现为发热、肌肉酸痛、头痛和疲惫，之后单侧或双侧脸颊的腮腺会感到疼痛与肿胀。腮腺炎病毒的传播以飞沫传播和直接接触传播为主。被感染后的患者基本上会终身免疫。通过接种腮腺炎疫苗可以提高机体对于病毒的免疫能力。

五、小儿麻痹症是由什么病毒引起的？

小儿麻痹症是由脊髓灰质炎病毒引起的。脊髓灰质炎病毒是一种肠道病毒，是人类常见的病毒，主要由粪-口途径传播。肠道病毒虽然以感染胃肠道作为开始，靶器官却是神经系统、肌肉和其他系统。主要的肠道病毒包括脊髓灰质炎病毒、柯萨奇病毒、埃克病毒。其中脊髓灰质炎病毒可损害脊髓前角运动神经细胞，导致脊髓灰质炎及小儿麻痹症。

六、引起腹泻的病毒有哪些？

1. 轮状病毒

轮状病毒感染在每年夏、秋、冬季流行，主要感染途径为粪-口途径，感染后主要表现为恶心、呕吐、水样腹泻，以及低热。轮状病毒是引起婴幼儿急性腹泻的主要原因，每一次感染后人体免疫力会逐渐增强，因此之后再次感染的影响就会减轻，到成人阶段就很少受其影响。

2. 诺如病毒

感染对象主要是成人和学龄儿童，在寒冷季节容易流行。诺如病毒引起的腹泻靠机体自我调节能够恢复痊愈，没有疫苗和特效药。面对诺如病毒感染，我们能做到的就是注意个人卫生，养成勤洗手的习惯，不喝生水，不吃生的肉类制品。

七、乙脑是由什么病毒引起的？和流脑有什么区别？

乙脑，即流行性乙型脑炎，是由流行性乙型脑炎病毒引起的。该病毒可通过蚊子叮咬传播，猪为最重要的宿主和传染源。病毒流行主要在夏秋季节，东南亚、西太平洋地区多见，且农村高于城市。人感染后绝大多数表现为隐性或轻型感染，只有少数发生脑炎。当机体免疫力弱时，病毒侵入脑组织内增殖，造成脑实质病变，表现为高热、惊厥或昏迷症状。

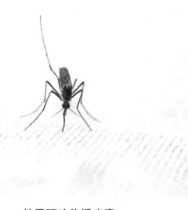

蚊子叮咬传播病毒

流脑，即流行性脑脊髓膜炎，是由脑膜炎耐瑟菌引起的化脓性脑膜炎。春季是流脑的高发季节。患者最初表现为发热、咳嗽、流涕等感冒症状，与一般的感冒不易区别。如果未能控制，病原体将侵入血液循环，形成败血症，表现为高热、恶心、呕吐。最后病原体侵入脑膜及脊髓膜，形成化脓性脑脊髓膜病变。

八、优生四项检查（TORCH）具体是什么内容？

TORCH 是指一组病原体：TO 即刚地弓形虫（*Toxoplasma gondii*，TOX），R 即风疹病毒（rubella virus，RV），C 即巨细胞病毒（cytomegalovirus，CMV），H 即单纯疱疹病毒（herpes simplex virus，HSV）。

弓形虫是细胞内寄生虫，也叫三尸虫，猫主要通过接触携带病原体的粪便成为宿主，而一般的家猫由于没有外出接触土地的机会，因此几乎不会感染。弓形虫寄生于细胞内，随血液流动，到达全身各部位，破坏大脑、心脏、眼底，致使人的免疫力下降，患各种疾病。孕妇在怀孕期间发生原发性感染，可以通过胎盘传染给胎儿，先天性感染是最重要的一种感染途径。

风疹病毒是风疹的病原体。人是风疹的传染源，儿童是主要易感者。风疹病毒通常经由患者咳嗽时的空气传播，潜伏期 2～3 周。风疹病毒易发生垂直感染，孕妇妊娠早期初次感染风疹病毒后，病毒可通过胎盘屏障进入胎儿体内，常可造成流产或死胎，还可导致胎儿发生先天性风疹综合征，引起胎儿畸形。

巨细胞病毒感染一般发生在唾液腺。病毒感染健康人群通常不造成明显症状，而对有先天性或获得性细胞免疫缺陷的儿童或成人，如艾滋病患者及器官移植患者则可能致命。妊娠时母体发生巨细胞病毒感染，病毒经胎盘传至胎儿，引起宫内感染。新生儿出生时通过与产道中的病毒相接触，也可被感染。

单纯疱疹病毒可通过直接接触和性接触传播，也可经飞沫及垂直传播。Ⅰ型病毒（HSV-1）与口腔周围炎、眼角膜结膜炎及上半身感染的皮肤炎有关。Ⅰ型病毒的原发感染多见于半岁以后的婴幼儿，大多数呈隐性感染。Ⅱ型病毒的原发感染多见于青春期以后的患者，主要通过生殖道传播，主要表现为生殖器疱疹。孕妇在胎儿胚胎期感染病毒有发生胎儿流产、早产、死胎或先天畸形、智力低下等危险。

九、水痘是由什么病毒引起的？

水痘是由水痘-带状疱疹病毒引起的，除此之外，该病毒还可引起带状疱疹。水痘主要通过空气传染，可轻易通过感染者咳嗽与喷嚏传染。水痘为原发感染引起，带状疱疹为复发感染所致。水痘主要发生于儿童，儿童初次感染大约有2周的潜伏期，然后皮肤出现斑疹、水泡疹，可进一步发展为脓疱疹，并伴有发热。带状疱疹多发生于成人和老人。水痘是全球性的疾病，接种水痘疫苗的卫生政策实施后，2013年死亡病例已降低至约7 000名，约60 000名患者中会有1人死亡。

十、常见的肝炎病毒有哪些？各有什么特点？

常见的肝炎病毒有甲型肝炎病毒、乙型肝炎病毒、丙型肝炎病毒、丁型肝炎病毒、戊型肝炎病毒。

1. 甲型肝炎病毒

甲型肝炎病毒可引起甲型肝炎。最常见的传染途径是食入或饮用被感染者粪便污染的食物或饮水，有时也可见到因为食用未煮熟的贝类而感染的病例，与患者有密切接触也可能会被感染。甲型肝炎潜伏期15～50天，平均28天，病毒常在患者谷丙转氨酶（ALT）升高前5～6天就存在于患者的血清和粪便中。症状包含恶心、呕吐、腹泻、皮肤发黄、发热和腹痛。2～3周后，随着血清特异性抗体的产生，血清和粪便的传染性逐渐消失。感染过甲型肝炎后，人体终身对甲型肝炎免疫。

2. 乙型肝炎病毒

乙型肝炎病毒可致乙型肝炎。病毒通过破损的皮肤或黏膜侵入机体，传染源是乙型肝炎病毒携带者和患者的血液、唾液、精液和阴道分泌物等。乙型肝炎病毒的传播途径大致可分为血液、血制品、性传播、母婴传播。初次感染造成的急性症状通常持续数周之后即会消退，极少数会造成死亡或严重并发症。发展为慢性肝炎的患者虽然没有症状，但慢性肝炎却有机会发展为肝硬化甚至肝癌。

3. 丙型肝炎病毒

丙型肝炎病毒主要经输血或其他非肠道途径（如共用针头、血液透析等）进行传播。此外，母婴传播也是重要的传播方式。一般日常生活的接触是不会传染丙型肝炎病毒的。丙型肝炎根据临床病程可划分为急性和慢性，以 6 个月为区分界线。丙型肝炎病毒感染的最主要特点是慢性化的概率很高，早期的慢性丙型肝炎一般没有症状，但在数年后会导致肝硬化或肝癌。

4. 丁型肝炎病毒

丁型肝炎病毒可引起与乙型肝炎病毒相关联的急性和慢性肝病。丁型肝炎病毒感染通常引起严重和进行性肝病。丁型肝炎病毒传播方式主要是经血传播，也可通过密切接触和母婴间垂直传播。丁型肝炎病毒感染，只在感染了乙型肝炎病毒的人群或是与乙型肝炎病毒同时侵入时才能发生。

5. 戊型肝炎病毒

戊型肝炎病毒主要经粪-口途径传播，患者以成人为主，未成年者大多为隐性感染。戊型肝炎的潜伏期为 10～60 天，潜伏期末和急性期初的患者粪便中病毒量较大，传染性最强，是戊型肝炎的主要传播期。临床表现以黄疸为主，多数患者发病 6 周即可好转并痊愈，不发展为慢性肝炎。而免疫缺陷和服用降低免疫力药物的患者，有较高的风险发展为慢性肝炎，死亡率也更高。

十一、艾滋病是由什么病毒引起的？

HIV 是艾滋病的病原体。其传染源是无症状病毒携带者和艾滋病患者。传播途径主要有性接触传播、血液传播、母婴传播。HIV 以人体免疫系统中的 CD4$^+$T 细胞（辅助性 T 细胞，Th）为攻击目标，且可通过高频率的突变，逃过免疫系统的追捕，转为潜伏状态。在没有任何治疗手段介入的情况下，HIV 感染者的免疫系统将逐渐被 HIV 摧毁，直至丧失几乎所有免疫能力。此时，免疫系统将难以杀灭侵入机体的病原体以及体内发生癌变的细胞，患者很快就会死于感染或恶性肿瘤等并发症。

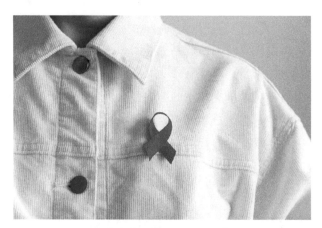

艾滋病国际符号——红丝带

十二、狂犬病是由什么病毒引起的？

狂犬病是由狂犬病病毒引起的。人类狂犬病大多数是由病犬咬伤所致，有时也可因猫、狼以及其他带菌动物咬伤所致。人狂犬病发病时的典型表现是神经兴奋性增高，吞咽或饮水时喉头肌痉挛，甚至水声或其他轻微刺激包括光线等均可引起全身痉挛发作，又称恐水症。发病 3 ~ 5 天后，患者转入麻痹期，最后因昏迷、呼吸衰竭、循环衰竭而死亡，死亡率几乎达 100%。

十三、HPV 检查具体是什么内容？

HPV 是指人乳头瘤病毒，该病毒可通过性接触感染，引起尖锐湿疣、宫颈癌等。婴幼儿可在分娩过程中感染或与母亲亲密接触而感染。该病毒感染人体的表皮与黏膜组织。病毒入侵人体后会引起疣甚至癌症，但大多数情况下没有任何临床症状。不同型的 HPV 侵犯的部位和所致疾病不尽相同。尖锐湿疣主要由 6 型引起，也可由 1、2 等型引起。16、18、31、33 等型属于高危险型 HPV，易造成宫颈癌。

HPV 检查通过分子生物学的方法，对 HPV 的各个基因型进行检测，以预测被感染者的发病风险。

（王伟伟）

第五章

多彩的真菌世界

真菌无处不在，从潘帕斯草原到喜马拉雅山，从亚马孙丛林到南北两极，哪里都有着它们的身影。真菌种类繁多，可达 380 万种；其数量之多，在生态环境中仅次于昆虫，居第二位。它们形态迥异，展现形式丰富多彩，有的微小到只有借助显微镜才能一觉"芳踪"，有的体长可达 1 米以上。如此多彩的真菌世界，让我们一起往下探索吧。

◆ 一、什么是真菌？

地球上数量最多的生物既不是动物也不是植物，而是肉眼无法看到的真菌。任何地方都能找到真菌的身影，而且真菌对于自然界的万物来说有非常大的影响力。那么真菌又有哪些神奇却又能颠覆你认知的冷知识呢？让我们一起来看一下吧：

（1）古人很早就利用真菌发酵食物来提升口感，早在 9 000 多年前，古人就知道用酵母菌来酿造果酒了。

（2）虽然大多数真菌的体积都十分微小，但真菌并不属于微生物，我们常吃的各种蘑菇就属于真菌的一种。目前地球上至少有 350 种真菌可以食用，野生蘑菇虽鲜美，但也不要贪吃，"红伞伞，白杆杆，吃完一起躺板板……"就是唱的误食有毒野生蘑菇的场景。

（3）真菌虽然看起来非常像植物，但它们和动物的关系更近。因为从细胞结构上来看，真菌没有植物细胞特有的叶绿体和液泡。而且真菌的细胞壁和植物细胞的细胞壁组成不一样，真菌细胞的细胞壁主要成分是几丁质，植物细胞的细胞壁主要成分是纤维素和果胶，而刚好一些动物的壳也是由几丁质构成的，比如虾蟹的壳。

（4）用真菌可以制造出特殊的生物材料，未来有可能成为塑料、橡胶等化合物的替代品。

（5）地球上超过90%的植物的根须上有真菌寄生，而且这些真菌对植物的生长起着决定性的作用。

（6）地球上最大的真菌是生长在美国密歇根州森林中的一种真菌，这种真菌在地下绵延了足有75个橄榄球场的面积，重量可能达到了400多吨。

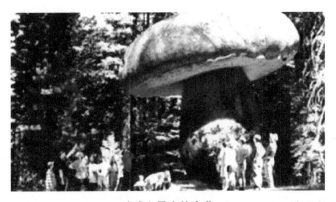

地球上最大的真菌

（7）在我们日常生活中，许多食物是经过真菌加工后变成的，比如酸奶、巧克力等。

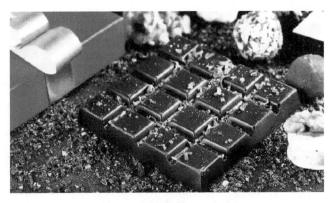

巧克力

（8）目前人类已知的真菌种类超过380万种，科学家估计至少还有90%的真菌种类未被发现，在人类无法到达的地球深处生活着大量的真菌种群。

总的来说，真菌是一类真核生物，以单细胞、菌丝体以及由菌丝形成的各种繁殖结构存在于自然界，包含霉菌、酵母、蕈菌以及其他人类所熟知的菌菇类。它们没有叶绿体，是一类以外源有机物为食物，通过分解氧化有机物来获取能量的生物。

二、真菌与青霉素有什么联系呢？

众所周知，青霉素的发现挽救了无数人的生命，那么你们知道大名鼎鼎的"盘尼西林"，也就是青霉素，是怎么被发现的吗？

1928年，英国细菌学家弗莱明在偶然的情况下发现了青霉菌。1935年，钱恩和弗罗里对青霉菌进行了培养，并进行了青霉素的分离、提纯和强化，使青霉素的功效得到了证明。而弗莱明、钱恩、弗罗里三人于1945年一起获得了诺贝尔生理学或医学奖。

三、真菌都是对人类有益的吗？

答案是否定的，并不是所有真菌都对人类有益，一部分可引发人类疾病。例如，常见的毛发癣是由毛癣菌属、小孢子菌属和表皮癣菌属真菌引起的，导致手脚皮肤长癣、毛发被感染等，这类病被称为皮肤癣病；另一种致病真菌是新生隐球菌，在自然界广泛分布，是进化最成功的环境真菌之一，当病人抵抗力较弱时，隐球菌感染会引起真菌性脑膜炎。在医院中，烟曲霉会侵染免疫力低下的病患，造成曲霉综合征，致死率很高。以上这些都可以成为真菌感染。

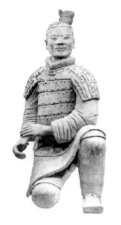
秦兵马俑

四、秦兵马俑的烦恼你知道是什么吗？

秦兵马俑是20世纪世界上最重要的考古发现之一。但那些出土时还色彩鲜艳的陶俑，表面颜色很快褪去。出土的兵马俑大多已经"锈迹斑斑"，不复当时的光鲜亮丽，那么导致这一现象的罪魁祸首是什么呢？对的，那就是霉菌。到目前为止，人们在秦兵马俑身上发现的霉菌多达40多种，可见真菌的生存能力极强。

五、所谓"图坦卡蒙国王的诅咒"，你知道真相是什么吗？

英国考古学家霍华德·卡特于1922年发现了古埃及法老图坦卡蒙的陵墓，这是考古历史上的重大发现。而资助那次考古工程的卡纳冯勋爵在参观完图坦卡蒙陵墓后不久便染病身亡。这种不寻常的现象被认为是侵犯了图坦卡蒙国王所受到的"诅咒"。但这真的是超自然现象导致的吗？研究人员发现，在启程前往埃及之前，卡纳冯勋爵实际上就已经患有一种慢性病，这种疾病会破坏他的免疫系统，而陵墓里殉葬的食品经过了3 000多年的时间，必然会产生真菌，真菌侵入人体中可导致感染。科学家最近

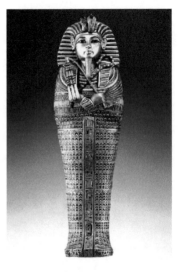

图坦卡蒙国王

在实验室进行研究发现，古代木乃伊身上确实寄生着真菌，其中就有两种具有潜在危险的真菌——黑曲霉菌和黄曲霉菌。

六、真菌感染的特点是什么？

根据入侵的部位不同，真菌感染可以分为浅部和深部真菌感染。

浅部真菌感染是指真菌侵及人体皮肤、毛发等引起的感染，主要病原体是皮肤癣菌，可引起各类表皮癣病，通常预后良好。

深部真菌感染是指真菌侵犯人体皮肤以下的组织，可深达内脏，甚至引起全身播散性感染，一般在人体的免疫力低下时才会发病，肺和脑是常见的被侵犯器官，如不及时治疗，死亡率较高，可达30%～90%，预后通常不佳。

◆ 七、哪些致病真菌可引起浅部真菌感染？

引起浅部真菌感染的真菌主要为皮肤丝状菌，又称癣菌，分为三属：

（1）毛癣菌属：主要侵及表皮、甲板、毛发，导致发癣、须癣、体癣、股癣、脚癣、甲癣等。

（2）表皮癣属：主要侵及表皮、甲板，不侵及毛发，导致股癣、脚癣、甲癣等。

（3）小孢子癣菌属：主要侵及毛发和皮肤，导致发癣、须癣、体癣、股癣、黄癣等。

三个菌属致病的部位有交叉也有不同。

◆ 八、浅部真菌感染的感染途径有哪些？

感染途径主要为接触传播。癣菌主要由孢子散播传染，患者主要是由于接触患癣的人、动物或者染菌物体而感染。同一种癣症可由数种不同癣菌引起，而同一种癣菌因侵害部位不同，又可引起不同的癣症。

◆ 九、哪些致病真菌可引起深部真菌感染？

引起深部真菌感染的主要致病真菌为念珠菌属，约占80%，其中主要为白色念珠菌，此外还有热带念珠菌及光华念珠菌。其他常见的致病真菌主要包括隐球菌、曲霉菌、毛霉菌等。

◆ 十、深部真菌感染的感染途径有哪些？

感染途径多为血行播散和上行感染，多发生于人体抵抗力下降或菌群失调的时候，以继发性感染为主。深部真菌感染与以下因素密切相关：① 长期使用广谱抗生素；② 长期使用激素或免疫抑制剂；③ 年龄偏大；④ 有白血病、恶性肿瘤、尿毒症、艾滋病等严重基础疾病；⑤ 接受过器官及骨髓移植；⑥ 接受过中心静脉置管、导尿管等各种导管侵入治疗；⑦ 进行过放化疗。

十一、各部位深部真菌感染有哪些常见病原菌？

人体各部位深部真菌感染的常见真菌见表1。

表1　各部位深部真菌感染的常见感染真菌

感染部位	常见感染真菌
呼吸系统	念珠菌属、曲霉属、隐球菌属、组织胞浆菌、球孢子菌
中枢神经系统	隐球菌属、念珠菌属、曲霉属
消化系统	念珠菌属
泌尿系统	念珠菌属、曲霉属
心血管系统	念珠菌属、曲霉属
眼、耳、鼻	念珠菌属、曲霉属、毛霉属

十二、深部真菌感染在不同部位有什么不同表现？

呼吸道感染者可表现为胶冻样黏稠痰，痰中可见较多针尖样的悬浮物。晚期可有呼吸困难、咯血的症状。

泌尿系统感染者可见尿液混浊，尿中泡沫增多。

消化道感染者可有腹泻以及肛周白斑的表现。

神经系统感染者可出现精神状态改变，如昏睡、淡漠或谵语、一过性意识障碍。

眼、耳、鼻感染者可出现口腔溃疡、白色假膜、黑毛舌、口臭等症状。

深部真菌感染患者还多伴有发热，一般为稽留热或不规则热。

十三、常见的深部感染真菌—白色念珠菌的特点有哪些？

白色念珠菌广泛存在于自然界，也存在于正常人口腔、上呼吸道、肠道及阴道，一般在正常人体中数量较少，不引起疾病。当人体免疫力减退时，它可以在皮肤褶皱处（如肘窝、腹股沟、指间）、黏膜（如口角、阴道）、内脏及中枢神经等处引起白色念珠菌感染。

十四、常见的深部感染真菌—新生隐球菌的特点有哪些？

新生隐球菌是隐球菌中唯一致病的真菌，可在土壤、鸟粪，尤其是鸽粪中大量存在，也可存在于人体的体表、口腔及粪便中，可侵犯人引起隐球菌病。它是一种机会致病菌。人由呼吸道吸入后引起感染，初感染灶多为肺部。肺部感染一般预后良好，但病原菌可从肺部播散至全身其他部位。播散病灶可发生在各个脏器，皮肤、黏膜、淋巴结、骨、内脏等均可受累，最易受累的是中枢神经系统，引起慢性脑膜炎。脑及脑膜的隐球菌病预后不良，如不治疗，常导致患者死亡。

十五、"香港脚"的真正叫法是什么？

在人们的印象中，"香港脚"是一种会让脚趾、脚掌起水泡，流水，奇痒无比的皮肤病。但是为什么叫"香港脚"呢？难道这是只有香港人会得的疾病吗？或者是住在香港的人才会得的一种特殊疾病吗？并不是的，这里有个故事。据说，在英国刚刚占领东方之珠香港时，每年都会从英国派遣军队来香港执行防卫任务。有一年夏天，部队到了香港港口，因为军营没有安顿好，部队没有马上进驻，船上的官兵只能待在闷热潮湿的船舱里。由于夏天天气闷热，再加上官兵们穿了厚厚的不透气的靴子，几天后，这些官兵的脚上竟然长出了很多细小的水疱，有些已经流出水，奇痒无比。英国人没有见过这种怪病，就管这个疾病叫作"香港脚"。

其实，"香港脚"真正的病因是真菌，这种真菌喜欢在潮湿闷热的环境中生存，生活在高纬度的英国士兵们在英国国内不容易感染，而香港位于低纬度，环境闷热潮湿，英国士兵们到了香港就容易得"香港脚"，也就是足癣病。要预防足癣病，我们需要做到以下几点：

（1）一天下来，人的脚肯定有汗或污垢，所以平时一定要注意清洁和干燥。

（2）穿的鞋每天要换，袜子最好是棉质、透气吸汗的，且要每天换洗。

（3）鞋子、袜子、脚盆、浴巾、指甲刀等必须与家人的分开，不能一起共用，鞋子、袜子、浴巾等也要分开洗，避免真菌交叉感染。

（4）如果患处很痒，不要用手去抓，避免真菌从脚传染到手。

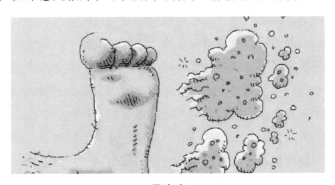

足癣病

十六、灰指甲是什么真菌引起的？

灰指甲又称甲癣，是指真菌侵犯甲板和甲下组织而引起的指甲病变，它的致病真菌多为皮肤癣菌，其次为念珠菌，少数为酵母菌。灰指甲在成人多见，较为难治，并且由于初发时症状不明显，所以很难做到及时诊治。那么灰指甲容易找上哪些人呢？

（1）患有足癣的人：一般来讲，足癣和甲癣会相继出现。这两种疾病都属于真菌感染，一旦患上足癣且没有及时采取抗真菌治疗，会让真菌大量繁殖引发灰指甲，而且发病后难以根治。

（2）老年人：由于老年人的抵抗力差，加上一些其他慢性疾病，导致足部抗病能力差，在真菌入侵时没办法抵抗而发病。

（3）经常做美甲的人：在做美甲时需要打磨指甲，甲板表层结构会被破坏，再加上涂指甲油会让甲板抗御能力更弱，真菌入侵时没办法抵抗，也就会计灰指甲发病率增加。

（4）患有基础疾病的人：如糖尿病患者、存在先天性甲状腺疾病的人，这些人的身体抵抗力差，易合并足部疾病而诱发灰指甲。

（5）经常穿高跟鞋的人：长时间穿高跟鞋的人脚部压力大，指甲经常受到挤压会导致血液循环不畅，导致指甲变形，也易引发灰指甲。

▶ 十七、如何预防猫咪的猫癣传染给自己呢？

现在养猫的人越来越多，而猫癣又正好是猫很容易得的疾病之一。猫癣其实就是猫常见的一种由真菌感染形成的皮肤病，其传染力强，传染范围广，顽固难治。猫癣患病率高，"十猫九癣"形象地诠释了猫癣的患病率。所以很多养猫的人就有疑惑了，猫癣会不会传染到自己身上呢？答案是会的。猫癣其实是一种人畜共患病，猫患上猫癣后是有可能传染给自家主人的，同时，人与人之间也会相互传染。那么，我们该如何规避传染的发生呢？首先是隔离，当发现猫患上猫癣后，应第一时间将病猫进行隔离治疗，尽量避免与病猫亲密接触，直至猫恢复健康。这一点可以从源头上减小被感染的概率。其次是消毒，猫癣的传染性强、传播范围广，其主要的传染途径是接触致病真菌的孢子，而致病孢子可随猫的走动而散播到家里各个角落，短时间内能存活并具有感染性。因此，当确诊猫患上猫癣后，在将猫隔离治疗的同时，应对家里进行一次彻底的消毒工作，杀死致病孢子。日常也需要做好消毒防范工作。

▶ 十八、怎么区分是湿疹还是真菌感染？

皮肤有感染损害时往往很难分清罪魁祸首到底是湿疹还是真菌，它们通常有以下不同：

（1）症状不同：真菌感染后患处起初多为单侧型，会有痒感，水疱好转后出现鳞屑，皮疹通常为环状分布；湿疹则多是由过敏所致，患处可有丘疹、水疱，多有渗出。

（2）病因不同：真菌感染是由念珠菌、霉菌等侵犯人体部位后引起，可发生浅部或深部真菌病，严重时可侵犯全身脏器，导致全身感染；而湿疹可由各种外界因素引起，主要为食物过敏、花粉传播、环境潮湿等因素引起，属于皮肤炎症反应，只要找到并远离过敏原，症状即可缓解以及自愈。

（冯诚怿）

第六章

虫儿飞，请别思念谁

——说说寄生虫那些事

寄生虫病的流行与环境卫生、饮食习惯、个人卫生密不可分。人们生活方式和饮食行为的改变，人员交往的频繁，生食食物的增加，导致寄生虫感染的风险增加。下面让我们一起来看看常见寄生虫病的临床表现和防治小知识。

一、什么是疟疾？

热时节热的在蒸笼里坐，冷时节冷的在冰凌上卧，颤时节颤的牙关错，痛时节痛的天灵破。兀的不害杀人也么哥，兀的不害杀人也么哥，寒来暑往都经过。

——《叨叨令·咏疟疾》

以上出自元代《叨叨令·咏疟疾》，其形象地描述了疟疾的特点，那么这种古老的传染病，究竟是什么呢？

疟疾是一种被蚊虫叮咬或输入带疟原虫者的血液而感染疟原虫所引起的虫媒传染病。其主要症状有周期性规律发作的全身发冷、发热、多汗，长期多次发作后，可引起贫血和脾大，重症患者可因严重并发症而死亡。

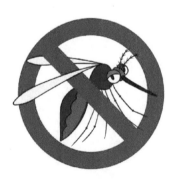

杜绝蚊虫传播疟疾

二、我们身边还有疟疾吗？

研究显示，疟疾可能早在 50 万年前就存在于早期人类当中。历史上，古希腊帝王亚历山大、文艺复兴时期的诗人但丁、清朝康熙皇帝都得过疟疾。康熙皇帝非常幸运，当时的传教士带着疟疾神药"金鸡纳霜"来到中国，康熙因此得以治愈。而神药"金鸡纳霜"中的有效成分，即奎宁，是治疗疟疾的有效药物。

新中国成立后，国家开展了消灭疟疾的工作。医务工作者积极开展公共卫生防护，减少蚊虫滋生，遏制传染源，并为患者发放奎宁等药物。同时，积极寻找抗疟新药物，著名药学家屠呦呦在中草药中提取抗疟有效成分青蒿素，并在 1984 年成功实现青蒿素的人工合成，使得青蒿素能全面应用于疟疾的治疗。2015 年，屠呦呦凭借在青蒿素研发中的杰出贡献，成为中国首位诺贝尔生理学或医学奖得主。在青蒿素还没有问世之前，全世界每年至少有 100 万人死于疟疾。感染和死亡者主要集中在撒哈拉以南的非洲地区。自 2000 年起，撒哈拉以南的非洲地区约 2.4 亿人口应用了青蒿素，约 150 万人避免了疟疾导致的死亡。2021 年 6 月 29 日，WHO 正式宣布中国彻底消灭疟疾，成为全世界第 40 个消灭疟疾的国家。

三、当下还有感染疟疾的风险吗？

疟疾仍居全球致死寄生虫病的第一位，虽然我国本土疟疾已经消灭，但世界很多国家仍是疟疾的高流行区。根据 WHO 2017 年公布的估算数据，2016 年 91 个国家疟疾病例估计数为 2.16 亿例，死亡人数为 44.5 万例。所以在我国，因出国旅行、出国劳务导致输入性疟疾的风险仍然存在，特别是从非洲等疟疾高流行区归国的人员如果出现发热、畏寒等症状，应该及时就医。

四、什么是血吸虫病？

绿水青山枉自多，华佗无奈小虫何！千村薛荔人遗矢，万户萧疏鬼

唱歌。坐地日行八万里，巡天遥看一千河。牛郎欲问瘟神事，一样悲欢
逐逝波。

——毛泽东《送瘟神》

诗中连华佗这样的神医也无法根治的一种感染性疾病正是血吸
虫病。

血吸虫病是由于人或牛、羊、猪等哺乳动物感染了血吸虫所引起的
一种传染性寄生虫病。血吸虫病主要有日本血吸虫病、埃及血吸虫病、
曼氏血吸虫病。对发掘出土的西汉古尸解剖分析证实，早在 2 000 多年
前我国就有日本血吸虫病。我国仅流行日本血吸虫病，钉螺是其中间
宿主。

五、血吸虫病有哪些表现？

血吸虫病是一种严重危害人类身体健康的主要寄生虫病。血吸虫虫
卵随人或哺乳动物的粪便排出，虫卵在水中孵出毛蚴，毛蚴钻入钉螺体
内，发育成尾蚴，再从钉螺逸出进入水中，当人和哺乳动物接触疫水

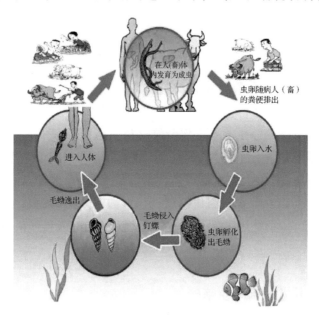

血吸虫生活史

后，尾蚴很快钻入皮肤，在体内发育成成虫产卵。人得了血吸虫病可有发热、腹泻等症状，如果得不到及时的检查和治疗，重复感染，可逐渐形成慢性血吸虫病；小孩患了血吸虫病则影响生长发育，长不高，智力低下，看起来就像小老头一样；如果发展成晚期血吸虫病，腹腔里就会出现腹水，肝脾肿大，表现出肚大如鼓，骨瘦如柴，有的还会严重呕血，严重影响生活质量。

六、如何预防和治疗血吸虫病？

消灭钉螺，改善环境卫生，开展健康教育是预防血吸虫病的重要措施。吡喹酮是唯一可用于治疗各种类型血吸虫病的药物。该药高效、安全，且成本低廉。

七、什么是蛔虫病？

宝塔糖想必是很多80、90后的"甜蜜"回忆，曾经吃着宝塔糖的那些小朋友早已长大成人，不少已经有了自己的孩子。那宝塔糖的作用是什么？宝塔糖其实是一种驱虫药，主要用于治疗蛔虫病。

蛔虫的学名是似蚓蛔线虫，常寄居于人体小肠，它的生命周期包括三个阶段：虫卵期、幼虫期和成虫期。蛔虫病是常见的人体肠道寄生虫病之一。

蛔虫主要经粪-口途径传播，蛔虫病感染者和患者都是主要的传染源。蛔虫病所有人群易感，好发于学龄儿童。

八、蛔虫感染后有何症状？

（1）虫卵致病：虫卵性肉芽肿。

（2）幼虫致病：幼虫钻入肠壁随血液移行到各个脏器。移行到肺，引起吕佛勒（Loeffler）综合征，常表现为干咳、喘息、发热、咳血丝痰；移行到肝、脑、肾等器官，引起肝脏肿大、脑膜炎、尿液改变。

（3）成虫致病：成虫寄生于肠道，夺取营养物质，引起脐周疼痛、腹泻、纳差、呕吐、消瘦等消化道症状，也可引起精神萎靡、夜惊、磨牙、烦躁等神经系统症状。由于蛔虫具有喜钻孔、扭曲成团的习性，常引起胆道蛔虫病，表现为右上腹阵发性剧烈绞痛，一旦病情恶化，可引起胆管炎、胆囊炎。当蛔虫在肠道扭结成团，部分或完全阻塞肠道，可引起肠梗阻，甚至引起肠穿孔、坏死、腹膜炎。

九、如何诊断和治疗蛔虫病？

患者有排虫史或者大便涂片镜检发现蛔虫卵均可诊断蛔虫病。

治疗蛔虫病主要用驱虫药物，如阿苯达唑、噻嘧啶、甲苯达唑、左旋咪唑和枸橼酸哌嗪（驱蛔灵）。

十、如何预防蛔虫病？

（1）加强健康宣教。

（2）培养良好的卫生习惯：勤洗手、不生食未洗净的蔬菜及瓜果、不饮生水。

（3）环境卫生：加强粪便管理。

十一、什么是蛲虫病？

孩子肛周瘙痒，还失眠、夜惊、磨牙、遗尿，家长们要当心孩子是不是感染蛲虫病了。

蛲虫是蠕形住肠线虫，主要寄居于人体盲肠、结肠及回肠下段。蛲虫病是儿童最常见寄生虫病之一。

十二、蛲虫病的流行病学特点是什么？

（1）传染源：蠕形住肠线虫患者。

（2）传播途径：肛门-手-口直接感染（最常见）；间接接触感染；空气吸入感染、自身逆行感染。

（3）易感人群：人群普遍易感；好发于 5 ~ 10 岁学龄儿童。

十三、蛲虫病有哪些症状?

蛲虫病最常见的症状为夜间肛周瘙痒，这是由肛周皮肤上的成虫和虫卵产生的炎性反应所致；还可表现为腹痛、恶心和呕吐；当成虫移至肠外，还可表现为外阴阴道炎、输卵管炎、卵巢炎等。

十四、如何诊断和治疗蛲虫病?

诊断蛲虫病可通过肉眼观察肛缘和内衣裤，有时能看到活动的蛲虫。也可通过透明胶纸法诊断，夜间或晨起时（洗澡之前）检出率较高。

蛲虫病通常采用药物治疗：阿苯达唑、甲苯达唑、噻嘧啶，如果肛周瘙痒明显，可外涂噻嘧啶软膏。如果确诊蛲虫病，建议家庭同住人员、幼儿园小朋友也要一起治疗。

十五、如何预防蛲虫病?

（1）加强健康宣教。
（2）培养良好卫生习惯：勤洗手、勤剪指甲、勤洗澡、勤换床单衣物。

十六、什么是肺吸虫病?

俗话说，秋风起，蟹脚痒。清蒸蟹、香辣蟹、醉蟹说来让人垂涎三尺，可是也要当心虫从口入，比如肺吸虫。

肺吸虫病，又称肺并殖吸虫病，是指由卫氏并殖吸虫、斯氏并殖吸虫寄生于人体引起的疾病。

十七、肺吸虫病的流行病学特点是什么？

（1）传染源：猫科、犬科动物。

（2）传播途径：需要中间宿主，第一中间宿主为淡水螺类的川卷螺，第二中间宿主为溪蟹、蝲蛄。人在进食未经煮熟的带有囊蚴的淡水蟹、蝲蛄和沼虾，或食用半熟的被囊蚴感染的野生动物肉，或生饮被囊蚴污染的溪水后即遭感染。

（3）易感人群：人群普遍易感。

十八、肺吸虫病有哪些表现？

（1）全身症状：发热、畏寒。

（2）肺内表现：早期感染可表现为咳嗽、呼吸困难、胸痛；晚期感染可表现为咯血，有时还能见到巧克力色痰，伴有恶臭。

（3）肺外表现：脑膜炎、脑炎、蛛网膜炎、恶心、呕吐、癫痫、视力障碍。

（4）腹部：恶心、呕吐、腹泻、乏力、纳差、血尿。

（5）皮下：皮下结节或包块，最常见于腹壁和腹股沟。

十九、如何诊断和治疗肺吸虫病？

粪便、痰液等标本中找到虫卵、成虫可确诊。

肺吸虫病主要用驱虫药物治疗，如吡喹酮、三氯苯达唑。一定要在医生指导下用药。

二十、如何预防肺吸虫病？

（1）加强健康宣教。

（2）培养良好的卫生习惯：勤洗手、厨房案板和刀具生熟分开，不吃生虾、生蟹等河鲜、海鲜。

二十一、什么是钩虫病？

一名患者最近半年总是感觉食欲不振、上腹饱胀不适，去消化科就诊，在医生的建议下做了胃镜检查，医生竟在她的十二指肠壁上发现了一条条白色的小虫在吸血。

这些白色的小虫便是钩虫。

钩虫病是指由十二指肠钩虫和（或）美洲钩虫寄生于人体小肠所致的疾病，是常见的肠道寄生虫病之一。

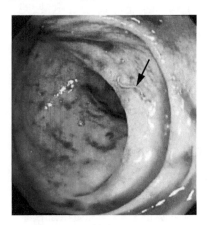

钩虫

二十二、钩虫病有哪些流行病学特点？

（1）传染源：钩虫感染者和患者。

（2）传播途径：皮肤接触感染；也可由粪便污染的瓜果蔬菜经口传播。

（3）易感人群：人群普遍易感，尤其是与土壤、粪便接触较多的人群。

二十三、钩虫病有哪些症状？

1. 钩蚴致病

（1）皮肤：钩蚴侵入皮肤后，引起皮炎，表现为瘙痒，皮肤表面可见丘疹，常好发于手指、脚趾间。

（2）呼吸系统：钩蚴侵入气道，则引起咳嗽、咽喉不适。

2. 成虫致病

（1）消化系统：上腹部不适、恶心、呕吐，更有甚者出现喜食生果、泥土等，即异食症。

（2）血液系统：贫血。

（3）循环系统：贫血还会影响循环系统，出现如心悸、气促、乏力等表现。

二十四、如何诊断和治疗钩虫病？

钩虫病可通过粪便涂片找虫卵来诊断。

钩虫病的治疗主要是驱虫治疗，可用伊维菌素、阿苯达唑、甲苯达唑、噻嘧啶。对于皮炎，可外用噻苯达唑、阿苯达唑软膏；热敷法也可起到止痒的效果。贫血者应补充铁剂，严重贫血者可输血。

二十五、如何预防钩虫病？

（1）加强健康宣教。

（2）培养良好的卫生习惯：穿鞋劳作、勤洗手；做好粪便管理。

（童学成）

第七章

说说 "消炎药" 的那些事儿

　　"消炎药"是咱们老百姓最熟悉不过的一类药物了,一旦人们有咳嗽、发热、牙疼、肚子疼等症状,第一个想到的就是去医院或药店购买"消炎药"。那么,"消炎药"这个名称到底准不准确,"消炎药"消的又是哪一种炎症,"消炎药"具体分为哪几类药物,不同的"消炎药"服用方法有没有区别,各自的注意事项和不良反应有哪些。带着一系列的疑问,让我们来聊一聊有关"消炎药"的那些事儿。自 2015 年起,WHO 将每年 11 月的第三周确定为"世界提高抗微生物药物认识周",旨在提高全球合理使用抗微生物药物的意识和水平,宣传和普及对抗微生物药物耐药性的认识和关注,尽最大努力来遏制和延缓微生物耐药的发生。因此,本章节也期望通过向公众宣传抗微生物药物的知识,提高抗微生物药物的治疗效果,减少药物不良反应和耐药性的发生。

▶ 一、人类的第一个抗生素是怎么发现的?

　　1928 年夏天,英国细菌学家亚历山大·弗莱明(Alexander Fleming)度假回到实验室,无意间发现一个与空气意外接触过的葡萄球菌培养皿中长出了一团灰绿色霉菌,在霉菌周围没有葡萄球菌生长,形成了一个无菌圈,但远处的细菌却正常生长。弗莱明对这一现象进行了深入的研究,最后推断是霉菌的某种分泌物杀死了葡萄球菌或抑制了葡萄球菌的生长。弗莱明进一步将该霉菌分离纯化,鉴定为青霉菌,并将青霉菌分泌的抗菌物质称为盘尼西林(penicillin),意为"有细毛的东西",因为这种霉菌在显微镜下看起来像毛刷。弗莱明的这一成果发表于 1929 年,但这种物质既不稳定，又难以提纯，因此不能用于临床试验，当时并未引起高度重视。1940年，英国牛津大学的生物化学家恩斯特·鲍里斯·钱恩（Ernst Boris Chain）和病理学家霍华德·瓦尔特·弗洛里（Howard Walter Florey）最终分离纯化得到了盘尼西林。1942年，制药公司开始批量生产盘尼西林。第二次世界大战期间，盘尼西林挽救了无数伤者的生命，英国首相丘吉尔曾说盘尼西林是二战期间最伟大的发明。1945年，弗莱明、弗洛里和钱恩获得了诺贝尔生理学或医学奖。

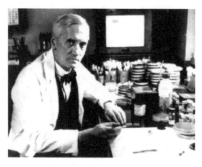

恩斯特·鲍里斯·钱恩

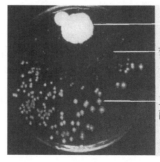

青霉菌菌落

葡萄球菌溶解

正常葡萄球菌菌落

青霉菌分泌物抑制葡萄球菌生长的培养皿试验

　　那么，我国是谁最早研制出盘尼西林的呢？他便是樊庆笙，江苏省常熟人，毕业于金陵大学，后赴美国威斯康辛大学攻读微生物学。在美国学习期间，樊庆笙得知祖国的战士和人民饱受战争和疾病的苦难，看到盘尼西林的最新生产技术以及带来的良好治疗效果，产生了把盘尼西林技术带回祖国的想法，并把该想法告知了美国医药助华会会长范斯莱克（Van Slyke）博士，范斯莱克博士给予了大力支持。1944年1月，樊庆笙等人带着三支极其珍贵的盘尼西林菌种沙土管（美国医药助华会提供两支，威斯康辛大学赠送一支）乘坐美军运输船启程回国。日本在获悉船上有美国医药助华会援助的医学专家和援华设备，特别是有掌握盘尼西林技术的专家后，千方百计地进行围追堵截和猛烈轰炸。最终，樊庆笙历经艰辛到达印度孟买，又经驼峰航线飞抵昆明，将盘尼西林菌种带回祖国。1944年底，在樊庆笙和我国病毒学家汤飞凡的共同努力下，我国第一批5万单位/瓶的盘尼西林问世，这意味着战乱中的中国成为世界上率先制造出盘尼西林的7个国家之一。樊庆笙考虑到盘尼西林应该有中国老百姓能接受的名字，他根据分类学特征，认为这种菌株形态上泛青黄色，所以取其"青"，盘尼西林英文词尾"-in"生物学上常翻译为"素",两者合一,给盘尼西林起名为"青霉素",并沿用至今。

二、治疗感染性疾病的药物分哪几类?

(1)抗生素:人们发现某些微生物(包括细菌、真菌、放线菌属)对另外一些微生物的生长繁殖有抑制作用,并把这种现象称为抗生。随着科学技术的发展,人们终于揭示了抗生现象的本质,即微生物在生活过程中产生的具有抗病原体或其他活性的一类天然代谢产物,这种物质被称为抗生素,如青霉菌产生的青霉素、灰色链霉菌产生的链霉素等。因此,抗生素是指由某些微生物在生活过程中天然产生的、对某些其他病原微生物具有抑制或杀灭作用的一类物质。

(2)抗菌药物:抗菌药物=抗生素+化学合成方法制成的具有抗菌活性的药物。

(3)抗微生物药物:抗微生物药物=抗菌药物+抗病毒药物。

(4)抗感染药物:抗感染药物=抗微生物药物+抗寄生虫药物。

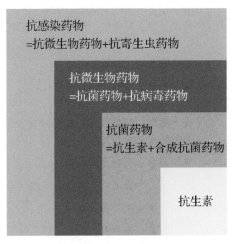

各类抗感染药物间的包含关系

◆ 三、抗菌药物分哪几类？

抗菌药物，也就是老百姓口中的"消炎药"，其实这样的叫法并不完全正确，因为炎症分为感染性炎症和非感染性炎症。感染性炎症是由病原体，如细菌、病毒、支原体、衣原体、螺旋体、真菌和寄生虫等引起的。细菌产生的外毒素和内毒素可直接损伤组织，引起炎症，组织表现为红、肿、热、痛和功能障碍。非感染性炎症的原因有物理或化学因素、异物、坏死组织、变态反应等，高温、低温、放射性物质、机械损伤、强酸、强碱或有毒气体可直接损伤组织引起炎症，自身反应过度也可引起免疫性炎症。因此，感染性炎症需要使用抗感染药物（感染可由细菌、真菌、病毒或寄生虫引起），而非感染性炎症需要使用非甾体抗炎药或免疫抑制药物。

抗菌药物分类及其代表药物见表2。

表 2　抗菌药物分类及其代表药物

分类	代表药物
β 内酰胺类	青霉素类、头孢菌素类、头霉素类、单酰胺类、碳青霉烯类、氧头孢烯类、β 内酰胺酶抑制剂合剂
大环内酯类	红霉素、克拉霉素、罗红霉素、阿奇霉素、地红霉素、麦迪霉素、交沙霉素
喹诺酮类	诺氟沙星、氧氟沙星、环丙沙星、依诺沙星、司帕沙星、左氧氟沙星、加替沙星、莫西沙星
氨基糖苷类	庆大霉素、阿米卡星、依替米星、妥布霉素、链霉素、奈替米星、大观霉素
林可酰胺类	林可霉素、克林霉素
四环素类	四环素、金霉素、土霉素、多西环素、米诺环素
甘酰胺环素类	替加环素
糖肽类	万古霉素、去甲万古霉素、替考拉宁
噁唑烷酮类	利奈唑胺
环脂肽类	达托霉素
多黏菌素类	多黏菌素 B、多黏菌素 E
磺胺类	复方磺胺甲噁唑、磺胺嘧啶银（外用）

分类	代表药物
呋喃类	呋喃妥因、呋喃唑酮
其他	磷霉素

四、使用青霉素类药物前为什么要做皮试？

除了青霉素钠、苄星青霉素外，青霉素类药物还包括氨苄西林、阿莫西林、苯唑西林、哌拉西林、替卡西林、磺苄西林、美洛西林等，总之，带有"西林"二字的药物，一般来说都属于青霉素类药物。

青霉素类药物会发生速发型过敏反应和迟发型过敏反应。速发型过敏反应通常在给药后数分钟到 1 小时内发生，表现为荨麻疹、血管神经性水肿、支气管痉挛、过敏性休克、喉头水肿等，严重时会威胁生命。迟发型过敏反应通常发生在给药 1 小时后至数天内，包括溶血性贫血、粒细胞减少、血小板减少、药物热、中毒性表皮坏死松解症等。

皮试的主要目的是通过检测患者体内是否有针对该类药物及其代谢、降解产物的特异性抗体，预测发生速发型过敏反应的可能性，降低发生过敏性休克等严重过敏反应风险。预测迟发型过敏反应不是皮试的目的。

《中华人民共和国药典临床用药须知》规定：患者在使用青霉素类药物前均须做青霉素皮肤试验。无论成人或儿童，无论口服、静滴或肌注等不同给药途径，应用青霉素类药物前均应进行皮试，停药 72 小时以上，应重新皮试。

青霉素皮试的阳性预测值为 50%，阴性预测值为 70% ~ 97%。换句话说，皮试阴性者，也不是百分之百不会发生过敏反应。

五、使用头孢菌素类药物前需要做皮试吗？

青霉素与第一代头孢菌素之间的交叉过敏反应较多见，可达 10%；但第二代头孢菌素与青霉素之间的交叉过敏反应率仅为 2% ~ 3%；第三、四代头孢菌素与青霉素之间的交叉过敏反应率更低，为 0.17% ~

0.7%。因此，有青霉素过敏史的患者不一定对头孢菌素类药物也过敏。

头孢菌素给药前常规皮试对过敏反应的临床预测价值无充分证据支持，大多数头孢菌素类药物的说明书均未要求头孢菌素用药前常规进行皮试。

不推荐在使用头孢菌素前常规进行皮试，仅以下情况需要皮试：① 既往有明确的青霉素或头孢菌素速发型过敏史患者；② 药品说明书中规定须进行皮试的情况。

六、青霉素类或头孢菌素类药物可以每天只用药一次吗？

青霉素类或头孢菌素类药物的抗菌效果与药物和细菌接触时间的长短密切相关，而与浓度关系不密切，也就是说，当药物在体内的浓度达到某一水平时，其杀菌效果几乎达到饱和状态，继续增加浓度，其杀菌效果不再增加，而浓度维持在这一水平以上的时间越长，其杀菌效果越好，这种特性被称为时间依赖性。

因此，青霉素类或头孢菌素类药物需要每天多次给药，让药物和细菌接触时间尽量延长，才能达到较好的抗菌效果。当然，也有例外，比如头孢曲松，其在体内消除过程较慢（成人清除半衰期约 8 小时），故可以每天给药一次。

七、青霉素类和头孢菌素类药物可以口服的品种有哪些？

（1）青霉素类：青霉素 V 钾、阿莫西林、阿莫西林克拉维酸钾。

（2）第一代头孢菌素：头孢氨苄、头孢拉定、头孢羟氨苄。

（3）第二代头孢菌素：头孢呋辛酯、头孢克洛、头孢丙烯。

（4）第三代头孢菌素：头孢克肟、头孢地尼、头孢泊肟酯、头孢他美酯。

（5）第四代头孢菌素：暂无口服品种。

须特别注意，口服青霉素类药物也需要做青霉素皮试，切勿自行在药店购买服用。口服头孢菌素类药物是否需要做皮试详见本章问题五。

八、为什么服用头孢菌素期间千万不能喝酒?

酒精进入体内后,首先在肝细胞内经过乙醇脱氢酶的作用氧化为乙醛,乙醛再经过乙醛脱氢酶的作用氧化为乙酸和乙醛酶 A,乙酸进一步代谢为二氧化碳和水排出体外。头孢菌素会抑制肝细胞内乙醛脱氢酶的活性,使乙醛产生后不能进一步氧化代谢,导致体内乙醛聚集,出现双硫仑样反应。

双硫仑样反应可以表现为头颈部血管剧烈搏动性疼痛、面部皮肤潮红、结膜充血、出汗、心悸、心动过速,严重者出现血压下降、脉搏细弱或心电图出现 ST 段缺血改变;胸闷、呼吸困难;头痛、头晕、意识障碍、视力模糊、昏迷、大小便失禁;腹痛、腹泻、恶心、呕吐。

患者在用药前 7 天内有饮酒史,应禁用头孢菌素;对使用头孢菌素的患者,停药后禁酒时间应当不能少于 7 天。一旦发生双硫仑样反应,应立即停药并积极采取治疗措施。

除了头孢菌素,以下药物也会引起双硫仑样反应:甲硝唑、替硝唑、奥硝唑、呋喃妥因、呋喃唑酮、酮康唑、琥乙红霉素、复方磺胺甲噁唑。

九、应用头孢哌酮时,为什么要合用维生素 K?

头孢哌酮可干扰谷氨酸的代谢,导致凝血酶原生成减少,是引起凝血功能异常的主要原因。此外,头孢哌酮大部分以原形形式通过胆道排入肠道内,肠道菌群受到抑制直接导致维生素 K 产生减少,影响维生素 K 相关凝血因子的合成,引起凝血机制异常。因此,应用头孢哌酮时补充维生素 K 主要是为了预防出血。

拉氧头孢有与头孢哌酮相似的侧链结构,也可导致凝血酶原缺乏、血小板减少和功能障碍而引起出血,所以应用拉氧头孢期间也应补充维生素 K。

十、阿奇霉素为什么要吃 3 天停 4 天?

首先,来了解 2 个概念:半衰期和抗菌药物后效应。药物半衰期就是血液中药物浓度或者是体内药物量减少到二分之一所花费的时间,半衰期越长,药物在体内的有效时间就相对越长。阿奇霉素在 4 个月至 15 岁婴儿和儿童体内的半衰期可达 54.5 小时,在成人体内的半衰期长达 68~72 小时,相比同类药物,有着明显的长半衰期特征。抗菌药物后效应是指细菌与抗菌药物短暂接触后,当药物浓度降至最低抑菌浓度以下或消除后,细菌生长仍受持续抑制的效应。阿奇霉素是一种具有长抗菌药物后效应的药物。

正是因为阿奇霉素有较长的半衰期和较长的抗菌药物后效应,连续服用阿奇霉素 3 天后停药,在停药后的前 3 天阿奇霉素在人体内仍可保持较好的抗菌效应。停药 4 天后,阿奇霉素的体内浓度逐渐降低至病原菌的最小抑菌浓度以下,因此需要在第 4 天开始再次服药(如病情需要)。间歇给药的另一个原因是,阿奇霉素最常见的不良反应是胃肠道反应(如恶心、呕吐、腹泻或腹痛),连续用药时随着剂量增大可能会增加胃肠道不良反应的发生率,间歇给药则可减少阿奇霉素的不良反应。

根据《儿童肺炎支原体肺炎诊治专家共识》,阿奇霉素对轻症患儿 3 天为 1 个疗程,重症患儿可连用 5~7 天,停用 4 天后可重复第 2 个疗程。

十一、克拉霉素不能和哪些药物一起服用?

克拉霉素和某些药物联用时会产生不良后果(表 3)。

表3 不宜联用或不能联用的药物及联用的不良后果

不宜或不能联用的药物	联用的不良后果
降脂药(洛伐他汀、辛伐他汀等)	可能会引起急性肝损伤、横纹肌溶解等(谨慎联用,减少他汀类药物的剂量)
西沙必利、匹莫齐特、阿司咪唑、特非那定	心电图表现为 QT 间期延长,心律失常如室性心动过速、心室颤动、尖端扭转型室性心动过速、充血性心力衰竭(禁止同时使用)

续表

不宜或不能联用的药物	联用的不良后果
咪达唑仑	咪达唑仑体内浓度明显升高（禁止同时使用）
秋水仙碱	秋水仙碱体内浓度明显升高（禁止同时使用）
麦角生物碱（麦角胺等）	四肢和其他组织，包括中枢神经系统的血管痉挛和缺血（禁止同时使用）
华法林	导致凝血酶原时间延长，增加出血风险（禁止同时使用）
多潘立酮	多潘立酮体内浓度明显升高，导致心电图 QT 间期延长（禁止同时使用）

注：1. 表格中仅列出了较常见和较严重的药物相互作用，并未列出所有可与克拉霉素发生相互作用的药物，具体请咨询医生或药师。

2. 除克拉霉素外，其他大环内酯类也会有类似的药物相互作用发生，具体请咨询医生或药师。

十二、喹诺酮类药物需要每天多次服用吗？

喹诺酮类药物的杀菌效应和临床疗效取决于体内的最高药物浓度，而与作用时间的关系不密切，也就是说体内血药浓度越高，药物清除致病菌的作用越迅速、越强，这种特性被称为浓度依赖性。

因此，提高喹诺酮类药物疗效的策略主要是提高血药峰浓度，一般推荐每日 1 次给药的方案，如左氧氟沙星、莫西沙星，而环丙沙星由于半衰期短（体内留存时间短），可采用每日给药 2 ~ 3 次的方案。

十三、服用喹诺酮类药物时应注意哪些事项？

（1）血糖异常：加替沙星上市后，该药被发现能导致血糖异常，包括低血糖、高血糖、高血糖高渗性昏迷，可见于伴有或不伴有糖尿病者，糖尿病患者、肾功能不全者、老年人的发生风险较高。然而，大样本临床研究显示，几乎所有喹诺酮类药物都会影响血糖，其中加替沙星产生的影响最为严重。

（2）心脏毒性：如 QT 间期延长，司帕沙星是喹诺酮类药物中导致 QT 间期延长最明显的药物，目前在临床中已很少使用。此外，莫西沙星引起 QT 间期延长也较为明显，且与药物剂量有关。因此，服用喹诺酮类药物时禁止与其他延长 QT 间期的药物联用，如上述克拉霉素和阿奇霉素等。

（3）肝功能损伤：经肝脏代谢的喹诺酮类药物，如莫西沙星等，使用过程中可能会导致肝酶（谷丙转氨酶、谷草转氨酶等）的升高，应注意随访肝功能。

（4）光敏反应：临床症状主要为光暴露部分皮肤出现痒性红斑等，严重者可出现皮肤糜烂。在静脉滴注时输液瓶应避光，输注完毕后应避免注射部位直接接触光照，患者在用药期间和用药后 3 ~ 5 天禁止在阳光下曝晒。此外，临床医师开具处方时，应尽量少用司帕沙星、氟罗沙星、洛美沙星等光敏反应发生率相对较高的药物。

（5）肌腱炎、肌腱断裂：使用喹诺酮类药物的患者出现肌腱断裂的风险可增至正常人的 3 ~ 4 倍。这类反应易发生于 60 岁以上的患者，接受过肾、心、肺器官移植的患者及联用皮质激素的患者。发生部位主要在跟腱，其次为肩、手等。患者使用该类药物一旦出现肌腱疼痛、肿胀或发炎症状，应立即停药，避免运动和使用受累部位，并立即就医。

▶ 十四、喹诺酮类药物可以用于 18 岁以下的儿童吗？

一般来说，氟喹诺酮类药物应避免用于或禁用于 18 岁以下的儿童，因为此类药物可能会损伤儿童的关节和软骨。但有研究显示，该类药物对关节软骨的损伤是可逆的，且可能跟镁离子在软骨沉积减少有关。

喹诺酮类全身用药被批准用于儿童的适应证：① 2004 年美国食品药品监督管理局（FDA）批准环丙沙星用于治疗儿童吸入性炭疽、复杂尿路感染、肾盂肾炎和鼠疫，2012 年批准左氧氟沙星用于治疗吸入性炭疽和鼠疫；② 2012 年欧洲药品管理局（EMA）批准环丙沙星（唯一批准用药）用于治疗铜绿假单胞菌引起的囊性纤维性变性支气管肺部感染、复杂尿路感染、肾盂肾炎和吸入性炭疽（包括暴露后的预防与治疗）等疾病。

2017 年，广东省药学会提出 18 岁以下的儿童使用氟喹诺酮类药物必须满足以下几个条件：① 目前无其他安全有效的治疗药物可用；

② 药敏试验显示对氟喹诺酮类药物敏感的重症感染患者；③ 儿童使用氟喹诺酮类药物必须请感染学专家、感染科临床药师会诊，在充分权衡利弊后谨慎使用；④ 对于超说明书用药的情况，应通过医院药事管理与药物治疗学委员会及伦理委员会审批备案，并做好患者及家属的知情同意；⑤ 使用氟喹诺酮类药物时应谨慎严格控制剂量和时间，避免长期用药，同时密切注意短期可能出现的不良反应（如关节软骨的变化、中枢神经系统影响等），必要时做好随访。

十五、使用氨基糖苷类药物需要注意些什么？

（1）耳毒性：还记得 2005 年春节联欢晚会上的《千手观音》吗？21 名表演者全是聋哑人，其中 18 人是因为药物致聋，且大部分是在儿童时期使用了氨基糖苷类药物。此类药物都有耳毒性，主要是因为药物在内耳淋巴液中浓度较高，导致感觉毛细胞发生退行性和永久性改变，损害耳蜗神经，引起听力减退或耳聋。发生率依次为新霉素＞卡那霉素＞阿米卡星＞西索米星＞庆大霉素＞妥布霉素＞链霉素。临床上要避免与呋塞米等耳毒性药物联用。2020 年，出于线粒体突变对氨基糖苷类药物耳毒性风险影响方面的担忧，英国医疗与健康产品管理局（MHRA）进行了一项安全性评估。MHRA 检索到多项已发表的流行病学研究表明，在 m.1555A＞G 突变的患者中给予氨基糖苷类药物，患者发生耳聋的风险增加。

（2）前庭神经功能损害：表现为眩晕、恶心、呕吐、眼球震颤和平衡失调。发生率依次为新霉素＞卡那霉素＞链霉素＞西索米星＞庆大霉素＞妥布霉素＞奈替米星。

（3）肾毒性：氨基糖苷类药物在尿中浓度高，容易大量聚积在肾皮质和肾小管上皮细胞，表现为蛋白尿、管型尿，严重者可有肾小管急性坏死。肾毒性强弱依次为新霉素＞卡那霉素＞妥布霉素＞链霉素。肾功能不全的患者不宜使用氨基糖苷类药物。

（4）神经肌肉阻滞：轻者可有肌肉或四肢软弱无力、手脚麻木、排尿困难、胸闷等，重者可有呼吸困难、心肌抑制甚至死亡。肾功能减退、血钙过低及重症肌无力患者容易发生。除氨基糖苷类外，林可霉素、克林霉素、多黏菌素类也有神经肌肉阻滞作用，因此相互之间不能联用。

十六、使用替加环素需要注意哪些事项？

（1）使用替加环素最常见的不良反应是消化道症状，包括恶心、呕吐、腹泻等。

（2）替加环素可能引起肝脏损害，主要表现为转氨酶升高、胆红素升高等。

（3）注意监测凝血指标。替加环素可能引起凝血酶原时间（PT）延长、国际标准化比值（INR）升高、活化部分凝血活酶时间（APTT）延长等。且替加环素会增加华法林浓度，联合使用时务必密切监测凝血功能。

（4）替加环素可引起牙齿着色及牙釉质发育不良，不可用于8岁以下儿童。

（5）对四环素类抗菌药物过敏的患者应避免使用替加环素。

十七、使用万古霉素为什么要监测血药浓度？

万古霉素的治疗窗窄，浓度太低容易诱导细菌耐药，浓度太高则容易引起肾脏毒性。对于普通感染的成人患者，推荐万古霉素的目标谷浓度维持在10～15 mg/L；对于严重感染（如脑膜炎、骨髓炎、菌血症、心内膜炎和医院获得性肺炎）的成人患者，建议万古霉素的目标谷浓度维持在10～20 mg/L；对于新生儿和儿童患者，推荐万古霉素的目标谷浓度维持在5～15 mg/L。

十八、为什么利奈唑胺不能和某些精神类药物一起使用？

使用利奈唑胺时不能合用的精神类药物主要是指5-羟色胺能精神类药物，包括氟西汀、帕罗西汀、舍曲林、西酞普兰、艾司西酞普兰、度洛西汀、文拉法辛、美利曲辛、阿米替林、三环类抗抑郁药等。

5-羟色胺能药物和利奈唑胺联用会引起严重的中枢神经系统反应，包括精神状况改变（精神紊乱54%、焦虑16%、失眠10%）、自主神经功能异常（高血压46%、多汗46%、窦性心动过速41%）和神经肌肉功能异常（肌阵挛57%、肌强直49%、震颤49%）。

十九、抗真菌药主要治疗哪些疾病？具体分为哪几类？

常见的真菌引起的疾病分为浅表真菌感染（涉及表皮、毛发和指甲）和侵袭性真菌感染（涉及肺部、血流、中枢神经系统、泌尿系统、腹腔等），其中念珠菌、隐球菌、曲霉是临床最常见的致病真菌。

抗真菌药主要分类及其代表药物见表4。

表4　抗真菌药分类及其代表药物

分类	代表药物
多烯类	两性霉素B及其脂质体、制霉菌素
咪唑类	酮康唑、克霉唑、咪康唑、益康唑
三唑类	第一代：氟康唑、伊曲康唑 第二代：伏立康唑、泊沙康唑
烯丙胺类	特比萘芬、布替萘芬、萘替芬
棘白菌素类	卡泊芬净、米卡芬净、阿尼芬净
抗代谢药	氟胞嘧啶
其他类别	灰黄霉素

二十、伏立康唑不能或不宜与哪些药物一起合用？

伏立康唑与某些药物合用时会产生一些不良后果（表5）。

表5　不能或不宜与伏立康唑合用的药物及合用的影响

有关药物	合用的影响
阿司咪唑、西沙比利、匹莫齐特、特非那定	导致QT间期延长，甚至导致尖端扭转型室性心动过速（禁止合用）
卡马西平、苯巴比妥、利福平	显著降低伏立康唑的体内药物浓度（禁止合用）

续表

有关药物	合用的影响
麦角生物碱（麦角胺等）	伏立康唑可能导致麦角生物碱血药浓度升高，引起中毒（禁止合用）
苯妥英	导致伏立康唑体内药物浓度明显降低，而苯妥英浓度可能会升高（尽量避免合用）
免疫抑制剂（环孢素、他克莫司、西罗莫司、依维莫司）	会显著增加环孢素、他克莫司、西罗莫司、依维莫司的体内药物浓度，减少以上药物的剂量并监测血药浓度
他汀类降脂药（如洛伐他汀）	可能会引起他汀类药物体内浓度升高，增加横纹肌溶解发生的风险
短效阿片类药物（阿芬太尼、芬太尼、舒芬太尼等）	考虑降低阿芬太尼、芬太尼、舒芬太尼等的用药剂量，并密切监测呼吸情况
长效阿片类药物（羟考酮等）	伏立康唑会使羟考酮体内药物量增加约3.6倍，故两者合用时考虑减少羟考酮的用药剂量，密切监测不良反应

注：1. 表格中仅列出了较常见和较严重的药物相互作用，并未列出所有可与伏立康唑发生相互作用的药物，具体请咨询医生或药师。

2. 除伏立康唑外，其他三唑类抗真菌药也会有类似的药物相互作用发生，具体请咨询医生或药师。

二十一、抗病毒药物分为哪几类？

（1）广谱抗病毒药：利巴韦林、干扰素等。

（2）抗流感病毒药：奥司他韦、帕拉米韦、金刚烷胺等。

（3）抗疱疹病毒药：阿昔洛韦、更昔洛韦、伐昔洛韦、喷昔洛韦、西多福韦、膦甲酸钠等。

（4）抗乙型肝炎病毒药：恩替卡韦、拉米夫定、替比夫定、替诺福韦、阿德福韦等。

（5）抗艾滋病药：齐多夫定、拉米夫定、阿巴卡韦、替诺福韦、奈韦拉平、依非韦伦、洛匹那韦、利托那韦、达芦那韦、拉替拉韦等。

二十二、奥司他韦何时使用？需要注意哪些方面？

奥司他韦是一种神经氨酸酶特异性抑制剂，可抑制流感病毒在人体内的扩散和复制,起到治疗流感的作用。所以,奥司他韦是一种抗病毒药物,并不能杀死细菌和真菌。奥司他韦被 FDA 和中国食品药品监督管理局(CFDA)批准用于预防和治疗流感,对甲型、乙型流感均有效,并非用于普通感冒或细菌性呼吸道感染。

抗流感病毒的治疗时机:发病 48 小时内进行抗病毒治疗可减少并发症、缩短病程和降低病死率;发病时间超过 48 小时的重症患者也可以从抗病毒治疗中获益。

《流行性感冒诊疗方案(2019 年版)》新增 1 岁以下儿童可以使用奥司他韦。1 岁以下儿童推荐剂量:0 ~ 8 月龄,每次 3.0 mg/kg,每日 2 次;9 ~ 11 月龄,每次 3.5 mg/kg,每日 2 次。1 岁及以上年龄儿童推荐剂量:体重不足 15 kg 者,每次 30 mg,每日 2 次;体重 15 ~ 23 kg 者,每次 45 mg,每日 2 次;体重 23 ~ 40 kg 者,每次 60 mg,每日 2 次;体重大于 40 kg 者,每次 75 mg,每日 2 次。疗程 5 天,重症患者疗程可适当延长。

奥司他韦最常见的不良反应主要是恶心、呕吐等胃肠道反应,所以饭后服用可减轻胃肠道反应,且食物不影响奥司他韦的吸收。其他不良反应如皮疹、鼻出血、神经系统不良反应(如幻觉、谵妄、失眠、眩晕)等较为少见。

值得注意的是,奥司他韦虽然可以用于预防流感,但却无法替代疫苗。药物的预防作用很短暂,只有在服药期间才有预防作用。但流感疫苗不同,流感疫苗接种后其免疫力可以维持数月到 1 年,在流感流行期间接种疫苗可明显减少流感病毒的传播。

二十三、使用更昔洛韦时有哪些注意事项?

更昔洛韦是人工合成的鸟苷酸衍生物,主要对疱疹病毒、巨细胞病毒等有较强的活性。

更昔洛韦最常见的不良反应为血液毒性,包括中性粒细胞减少症和血小板减少症,也可导致贫血。尤其是肾功能不全的患者,发生血液系统不良反应的风险更高,应注意根据肾功能水平降低给药剂量。

因为更昔洛韦大部分经肾脏排泄,可能发生肾小管内药物结晶沉积阻塞，引起肾功能损害甚至急性肾衰竭，因此更昔洛韦静脉滴注给药时应至少滴注1小时，同时需给予患者充足水分，加速排泄从而减少毒性。

更昔洛韦对神经系统的损害临床表现为头晕、头痛、乏力、高热、惊厥、麻痹、抽搐、精神行为改变等，这是因为更昔洛韦能透过血脑屏障，用药一段时间后脑脊液中更昔洛韦达到毒性浓度时可能出现神经损害，特别是有肾功能损害者，发生神经毒性症状的可能性更大。

其他不良反应有皮疹、瘙痒、呼吸困难等过敏反应，肝功能指标异常等，故用药期间，尤其是长疗程用药时应定期监测血常规、肝肾功能等指标。

▶ 二十四、哪些抗感染药物具有一定的肾毒性？

具有肾毒性的抗感染药物及其可引起的肾损害见表6。

表6　具有肾毒性的抗感染药物

药物	引起肾损害的主要类型
氨基糖苷类	急性肾小管坏死
万古霉素、去甲万古霉素、替考拉宁	急性间质性肾炎
多黏菌素B、多黏菌素E	急性肾小管坏死
两性霉素B	急性肾小管坏死
左氧氟沙星、环丙沙星	急性间质性肾炎
阿昔洛韦、更昔洛韦	阻塞性/结晶性肾损害
复方磺胺甲噁唑	阻塞性/结晶性肾损害

注：服用阿昔洛韦、更昔洛韦或复方磺胺甲噁唑时应注意多饮水，可服用碳酸氢钠片碱化尿液，从而加速药物排泄，预防阻塞性/结晶性肾损害。

▶ 二十五、哪些抗感染药物较易引起肝功能损伤？

较易引起肝功能损伤的抗感染药物见表7。

表7 较易引起肝功能损伤的抗感染药物

药物	注意事项
四环素类	肝病患者不宜使用,确有使用指征者应减少剂量
甘氨酰环素类（替加环素）	轻至中度肝功能损害患者无须调整剂量,重度肝功能损害患者慎用替加环素
氯霉素	肝功能减退患者避免应用本药
林可酰胺类	肝功能损害患者尽量避免使用该类药物,确有应用指征时宜减量应用
利福霉素类（利福平、利福喷汀、利福布汀）	肝功能不全、胆管梗阻者应用利福平时应适当减量
磺胺类	本类药物可致肝脏损害,引起黄疸、肝功能减退;严重者可发生肝坏死,用药期间须定期监测肝功能;肝病患者应避免使用本类药物
异烟肼	肝功能不正常者禁用;本药与吡嗪酰胺、利福平等其他抗结核病药物合用时,可增加本药的肝毒性,用药期间应密切观察有无肝炎的前驱症状,并定期监测肝功能,避免饮用含酒精饮料
吡嗪酰胺	严重肝脏损害的患者禁用,肝功能减退患者不宜应用
两性霉素B	严重肝病者不宜选用本类药物
三唑类抗真菌药	本类药物有肝毒性,表现为一过性肝酶升高,偶可出现严重肝毒性,包括肝衰竭
特比萘芬	本药有肝毒性,在治疗过程中应定期检查肝功能,肝硬化或活动性肝病的患者不宜应用本药

二十六、哪些抗菌药物对妊娠妇女是相对安全的？

FDA 根据动物实验和临床用药经验总结药物对胎儿致畸相关的影响,将药物分为 A、B、C、D、X 五级。

（1）A 级：在设对照组的药物研究中,妊娠初 3 个月的妇女未见到药物对胎儿产生危害的迹象,也没有在其后 6 个月具有危害性的证据,该类药物对胎儿的影响甚微。

（2）B 级：在动物繁殖研究中（并未进行孕妇的对照研究）,未见到药物对胎儿的不良影响。或在动物繁殖研究中发现药物有副作用,但这些副作用并未在设对照的、妊娠初 3 个月的妇女中得到证实,也没有在其后 6 个月具有危害性的证据。

（3）C 级：动物研究证明药物对胎儿有危害性（致畸或胚胎死亡等），或尚无设对照的妊娠妇女研究，或尚未对妊娠妇女及动物进行研究。本类药物只有在权衡对孕妇的益处大于对胎儿的危害之后，方可使用。

（4）D 级：有明确证据显示，药物对人类胎儿有危害性，但尽管如此，孕妇用药后绝对有益（例如用该药物来挽救孕妇的生命，或治疗其他较安全的药物无效的严重疾病）。

（5）X 级：对动物和人类的药物研究或人类用药的经验表明，药物对胎儿有危害，而且孕妇应用这类药物无益，因此禁用于妊娠或可能怀孕的患者。

各级所包含的具体抗菌药物见表 8。

表8 各级抗菌药物细目

妊娠分级	药物类别	具体品种
B 级	青霉素类	青霉素钠、苄星青霉素、氟氯西林、氨苄西林、阿莫西林、哌拉西林、美洛西林、替卡西林、氨苄西林/舒巴坦钠、阿莫西林/克拉维酸钾、哌拉西林/他唑巴坦钠、替卡西林/克拉维酸钾
	头孢菌素类	头孢唑啉、头孢拉定、头孢氨苄、头孢羟氨苄、头孢呋辛、头孢克洛、头孢丙烯、头孢唑肟、头孢噻肟、头孢曲松、头孢哌酮、头孢他啶、头孢地尼、头孢克肟、头孢吡肟、头孢哌酮/舒巴坦
	其他 β-内酰胺类	氨曲南、头孢西丁、拉氧头孢、美罗培南、厄他培南
	大环内酯类	红霉素、阿奇霉素、琥乙红霉素
	糖肽类	万古霉素（口服）
	硝基呋喃类	呋喃妥因
	硝基咪唑类	甲硝唑
	林可霉素类	林可霉素（口服）、克林霉素
	其他类别	磷霉素、达托霉素
	抗真菌药	两性霉素 B、特比萘芬
	抗病毒药	替比夫定、替诺福韦、沙奎那韦、阿昔洛韦、伐昔洛韦、喷昔洛韦

续表

妊娠分级	药物类别	具体品种
C级	碳青霉烯类	亚胺培南/西司他丁
	糖肽类	万古霉素（静脉）
	噁唑烷酮类	利奈唑胺
	大环内酯类	克拉霉素、地红霉素
	氟喹诺酮类	诺氟沙星、左氧氟沙星、环丙沙星、吉米沙星、莫西沙星、洛美沙星
	硝基咪唑类	替硝唑
	林可霉素类	林可霉素（静脉）
	抗真菌药	氟康唑、伊曲康唑、泊沙康唑、米卡芬净、卡泊芬净、氟胞嘧啶
	抗病毒药	拉米夫定、阿德福韦、恩替卡韦、干扰素、奥司他韦、金刚烷胺、更昔洛韦、膦甲酸钠、阿糖腺苷
D级	氨基糖苷类	庆大霉素（口服、静脉）、妥布霉素（口服、静脉、吸入）、阿米卡星、奈替米星
	四环素类	四环素（口服、眼部给药）、多西环素、米诺环素、替加环素
	抗真菌药	伏立康唑

注：妊娠妇女切勿自行服用抗菌药物、抗病毒药物等，一定要到正规医院就诊，咨询专科医生或药师。

（钱　卿）

第八章

带你走"近"恼人的呼吸系统感染

呼吸是人类重要的本能，是每天都必不可少的"运动"，而病原微生物则会乘着这股"东风"趁势入侵，引起人体的呼吸系统感染。老年人、儿童是呼吸系统感染最为"青睐"的对象，冬春季节更是呼吸系统感染的高峰期。另外，呼吸系统感染还会引发副鼻窦炎、急性心肌炎、肾炎等疾病。下面带你走"近"恼人的呼吸系统感染。

一、呼吸系统被感染时会出现哪些表现？

呼吸系统分为上呼吸道、下呼吸道和肺。上呼吸道包括鼻、咽、喉，下呼吸道包括气管和支气管。不同部位被感染后出现的症状有所差别。

上呼吸道感染时，典型的症状有咳嗽、咳痰、鼻塞、流涕、咽痛、肌肉酸痛，也可出现流泪、味觉迟钝、呼吸不畅、声音嘶哑、低热、畏寒等。

下呼吸道感染起病前往往先有上呼吸道感染的症状，如鼻塞、流涕、咽痛、声音嘶哑。随着流涕的减少，咳嗽明显加重，也可有发热、头痛、全身酸痛，严重者可以出现胸闷、气喘等。

肺炎，也就是肺部感染时常见的表现主要有咳嗽、咳痰、呼吸困难、胸痛，可有咯血。绝大多数患者有发热和寒战，部分还会出现高热。其他症状还包括乏力、出汗、头痛、肌肉酸痛等。如果出现肺炎的表现，一定要及时就诊。

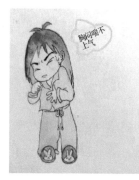

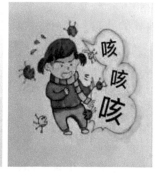

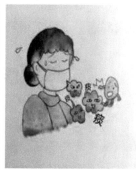

呼吸道感染时的表现

二、哪些病原菌能够引起感冒?

感冒,其实是上呼吸道被病原菌感染了。引起感冒的常见病原菌有病毒和细菌。70% ~ 80% 的感冒为病毒引起,常见的病毒主要有鼻病毒、副流感病毒、呼吸道合胞病毒、腺病毒、埃可病毒、柯萨奇病毒、麻疹病毒、风疹病毒等。引起感冒的细菌主要有肺炎链球菌、金黄色葡萄球菌、甲型溶血性链球菌等,细菌感染一般发生在病毒感染之后。

三、流感和普通感冒的区别有哪些?

流感是由流感病毒所导致的传染性疾病,传染性极强,人体被感染后往往都是一开始就出现高热,体温可达 39 ~ 40 ℃,甚至更高,还可伴有比较严重的全身中毒症状,胸闷、心悸、咳嗽、咳痰症状反而不明显。流感病死率一般不高,死亡者多为年老体弱、年幼体弱或自身有慢性病者。而普通感冒多为鼻病毒引起,传染性较弱,一般无发热及全身症状,严重者可有发热、轻度畏寒和头痛等。

四、得了感冒需要用药物治疗吗?

普通病毒感染导致的感冒尚无特效药物,对于无并发症、免疫功能正常的患者,一般 5 ~ 7 天后可痊愈。抵抗力弱者可考虑早期使用抗病毒药物。如果合并有细菌感染，可服用抗生素。头痛剧烈、发热、全身肌肉酸痛者可服用缓解症状的药物，也可以选择中医中药治疗。

五、流感疫苗能预防流感吗？

流感是人类面临的公共健康问题，目前接种的流感疫苗是一种安全有效的预防性疫苗，每年接种是预防和控制流感最有效的措施。流感疫苗在小于 65 岁的健康人群中可预防 70% ~ 90% 的疾病发生。由于免疫系统对接种的疫苗需要 6 ~ 8 周才起反应，所以疫苗必须在流感季节到来之前接种，最佳时间为 10 月中旬至下一年的 1 月中旬。当然，流感季节接种也有预防效果。由于流感病毒变异较快，所以人类无法获得持久的免疫力。进行流感疫苗接种后人体虽然可产生免疫力，但对新的变异病毒株无免疫作用。因此，在每年流感疫苗生产之前，都要根据当时所流行病毒的变化来调整疫苗，以求最大的保护效果。

六、支气管扩张是如何引起的？可以预防吗？

支气管扩张在 20 世纪 70 年代以前主要是肺结核、麻疹、百日咳、细菌性肺炎引起的。20 世纪 90 年代以后以细菌性、病毒性、支原体肺炎为主，也可以继发于吸入异物、自身免疫性疾病等。所以应当积极防治儿童时期的麻疹、百日咳等上述呼吸道感染性疾病，防止异物吸入，以预防支气管扩张的发生。

七、肺部会被寄生虫感染吗？

肺部的寄生虫感染主要有肺包虫病和肺吸虫病。肺包虫病传染源是狗、羊等，传播途径是消化道和呼吸道，多见于畜牧工业区，早期没有症状，随着包虫的生长，可出现刺激性咳嗽、胸闷气促、发热、呼吸困难等症状，胸部 X 线平片和 CT 检查是诊断的主要方法。肺吸虫病可见于生吃、腌吃、醉吃石蟹或蝲蛄的人，主要表现为咳嗽、胸痛、咳果酱样（烂桃子样）血痰。

▶ 八、肺炎会传染吗?

肺炎一般不会传染。肺炎的病原菌虽然有可能通过呼吸道分泌物以及飞沫等方式附在人体的鼻咽部或者口腔内,但并不容易致病。当身体免疫力低下时,病原菌才有可能侵入肺内导致肺部感染。如果是吸入性肺炎,更是不具备传染力。吸入性肺炎主要因呕吐物或者饮料、食物以及唾液等异物被吸入肺部而引起,多见于长期卧床、年老体弱的人。

▶ 九、新型冠状病毒感染的早期症状有哪些?

新型冠状病毒感染一般无明显的前兆,在感染新型冠状病毒后的疾病初期,部分患者也可能无任何明显症状,多数患者以发热、干咳、乏力为主要表现。除此之外,有些患者还可出现肌肉疼痛、胸闷、咽痒、咽痛、鼻塞、流鼻涕、腹泻、嗅(味)觉异常等症状。

▶ 十、能够杀灭新型冠状病毒的消毒剂有哪些?

新型冠状病毒对紫外线和热敏感。56 ℃ 30 分钟、乙醚、75% 酒精、含氯消毒剂(包括 84 消毒液、漂白粉、含氯消毒粉,或含氯泡腾片等,都属于含氯消毒剂)、过氧乙酸和氯仿等脂溶剂均可有效灭活病毒。需要注意的是,氯己定不能有效灭活新型冠状病毒。

▶ 十一、新型冠状病毒感染的传播途径有哪些?

(1)呼吸道飞沫传播:患者在打喷嚏、咳嗽或说话时,飞沫经过口鼻排到环境中,被近距离接触到的其他健康人员吸入气道内,而导致感染。

(2)密切接触传播:飞沫沉积在物品表面,手接触污染物后,再接触口、鼻腔、眼睛等处的黏膜而导致感染。接触病毒污染的物品也可能造成感染。

（3）接触传播和气溶胶传播：在相对密闭的环境中，长时间暴露于高浓度气溶胶的情况下，也会存在气溶胶传播的可能。粪便和尿液中也可以分离出新型冠状病毒，因此平时应注意其污染环境造成的传播。

十二、出现哪些症状说明可能患上了肺结核？

1. 全身症状

全身症状以发热最常见，多为长期午后低热。部分病人有乏力、食欲减退、盗汗和体重减轻等全身毒性症状。育龄女性可有月经失调或闭经。肺部病灶进展播散时，可有不规则高热、畏寒等。

2. 呼吸系统症状

（1）咳嗽、咳痰：肺结核最常见的症状。咳嗽多为干咳或咳少量白色黏液痰。合并细菌感染时，痰呈脓性且量增多；合并厌氧菌感染时，有大量脓臭痰；合并支气管结核时，表现为刺激性咳嗽。

（2）咯血：1/3～1/2 的病人有不同程度的咯血。病人常有胸闷、喉痒和咳嗽等先兆，以少量咯血多见，少数严重者可大量咯血。

（3）胸痛：炎症波及壁层胸膜时可引起胸痛，为胸膜炎性胸痛，随呼吸运动和咳嗽加重。

（4）呼吸困难：当病变广泛和（或）患结核性胸膜炎有大量胸腔积液时，可有呼吸困难。表现为胸闷、气喘，不能平卧，多见于干酪样肺炎和大量胸腔积液病人，也可见于纤维空洞型肺结核病人。

十三、疑似肺结核时往往需要做结核菌素试验，结果阳性的话一定是患上了肺结核吗？

结核菌素试验对成人结核病的诊断意义不大。因为我国是结核病高发国家，据估计，全国有近半人口曾受到结核分枝杆菌感染，故用 5 IU 结核菌素进行检查，阳性结果仅表示曾有结核分枝杆菌感染，并不一定患结核病。结核菌素试验对婴幼儿的诊断价值较成人大，因为年龄越小，自然感染率越低。3 岁以下强阳性反应者，应视为有新近感染的活动性结核病。结核菌素试验阴性除提示没有结核分枝杆菌感染外，也可见于初染结核分枝杆菌 4~8 周内，机体变态反应尚未充分建立；机体免疫功能低下或受抑制时，如严重营养不良、重症结核、肿瘤、HIV 感染、使用糖皮质激素及免疫抑制剂等情况下，结核菌素反应也可暂时消失，待病情好转，结核菌素试验又会转为阳性反应。

十四、肺结核的传播途径有哪些？

飞沫传播是肺结核最重要的传播途径。传染源主要是痰中带菌的肺结核病人，尤其是未经治疗者。传染性的大小取决于痰内细菌量的多少，痰涂片检查阳性者属于大量排菌者；痰涂片阴性而仅痰培养阳性者属于微量排菌者。病人在咳嗽、咳痰、打喷嚏或高声说笑时，可产生大量的含有结核分枝杆菌的微滴，1~5 μm 大小的微滴可较长时间悬浮于空气中，在空气不流通的室内可持续达 5 小时，与病人密切接触者可能吸入而感染。肺结核偶可见消化道传播，为进食结核分枝杆菌污染的食物，经肠壁淋巴滤泡形成感染，饮用未经消毒或消毒不彻底的牛型结核分枝杆菌污染的牛奶也可以引起感染。

十五、肺结核能治好吗？

肺结核是一种慢性传染病，危害人类生命健康。肺结核曾经在 20 世纪 80 年代被认为是人类已经基本征服的疾病之一，但 2010 年全国传染病报告显示，肺结核发病数和死亡数仍居传染病的第二位。化学治疗是控制结核病的有效方法，使新发结核病治愈率达 95% 以上。一旦确诊结核病，一定要规范治疗，遵循早期、规律、全程、适量、联合用药的原则。常用的抗结核药物主要有异烟肼、利福平、吡嗪酰胺、乙胺丁醇、链霉素。用药过程中一定要密切观察相应的副作用，并使用相应的药物来减轻副作用。对于急性血行播散型肺结核或伴有高热等严重症状者，可在抗结核药物治疗基础上，使用类固醇糖皮质激素治疗，但必须要在医生的指导下使用。

十六、出现咳嗽必须要使用止咳药物吗？

咳嗽本质上是一种保护性的反射活动，出现咳嗽也是身体在提醒我们呼吸道可能被感染了。另外更重要的是，机体可以通过咳嗽把呼吸道感染产生的分泌物排出体外。咳嗽可以分为干性咳嗽和湿性咳嗽，前者无痰或者痰量较少，后者伴有咳痰较多。咳嗽且痰量比较多时不能盲目进行止咳治疗，否则可能造成痰液堵塞气道引起窒息和肺部感染的加重，但是严重的咳嗽影响休息或睡眠时则需要服用止咳药物。所以是否需要服用止咳药物必须遵循医生的建议。

十七、长期慢性咳嗽可以自行服用抗生素吗？

不可以。慢性咳嗽需要查找原因，明确诊断，盲目使用抗生素会引起病原菌对抗生素的耐药或者延误病情。

十八、为什么需要留取痰标本？

引起呼吸系统感染的致病菌有很多，每种致病菌对于不同的药物敏感性不同。通过痰培养、痰涂片检查明确致病菌，从而在治疗上根据致病菌来选择敏感的药物，指导临床治疗。为了提高阳性率，常需要反复多次留取痰标本。

十九、关于雾化吸入，需要了解的知识有哪些？

雾化吸入治疗是呼吸道发生感染时最常用的治疗方法。通过把配好的药液放到雾化器里面，利用高速氧气流将药物变成气雾，经过口或鼻腔由呼吸道吸入气管、支气管及肺部发挥药效，以化痰、稀释痰液、促进痰液排出，还可以抑制炎症、扩张气管，从而达到治疗的目的。雾化吸入属于呼吸道局部用药，起效快，用药量较静脉和口服剂量小，全身吸收较少，副作用轻微，大大地提高了用药的安全性，特别是对老人和儿童。患者在雾化吸入时可选择坐位或半坐位，最好选择饭前或饭后半小时吸入，防止气雾刺激引起呕吐。雾化吸入时间不宜超过 20 分钟，结束后要及时漱口，尽量减少药物沉积在咽喉部。

二十、气管镜检查有哪些需要关注的问题？

气管镜检查现在已经成为支气管、肺部和胸腔疾病诊断及治疗不可缺少的手段。除了协助明确诊断、排除肿瘤、取出异物等作用外，对于肺部感染的患者可以在气管镜下吸取痰液进行痰培养，查找病原菌，达到对症治疗的目的。检查前后须注意：① 气管镜检查术前 4 小时禁食禁水，有假牙的话要先行取出；② 术后 2 小时禁食禁水，全麻术后 6 小时禁食禁水，待麻醉作用消失、咳嗽和呕吐反射恢复后可以进温凉流质或半流质饮食，进食前先尝试小口喝水，确认无呛咳后再进食；③ 术后数小时避免吸烟、谈话和咳嗽，使声带得以休息，避免声音嘶哑和咽部疼痛；④ 如果做了活检还有少量咯血及痰中带血，不必担心，但咳鲜血者须及时就诊。

二十一、日常生活中如何预防呼吸道感染？

冬春季节是呼吸道感染的高发季节，发生上呼吸道感染时如果不重视，感染容易引起肺炎，特别是老年人及儿童，更要注意预防。日常生活中预防呼吸道感染首先要做好保暖工作，根据气温的变化及时增减衣物，睡前可以用热水泡脚。冬季出门的时候可以戴上口罩，尤其是原有呼吸系统疾病或免疫功能低下的患者，戴口罩可以减少呼吸道感染发生的概率。室内如果用空调取暖，温度不宜过高，以免室内外的温差过大，并注意每日开窗通风 3～4 次。注意休息，保证充足的睡眠。戒烟，饮食上应注意荤素搭配，多吃新鲜蔬菜水果。每天适当锻炼，增强体质，在天气好的时候多到户外运动。避免去人群密集的公共场所，以免交叉感染。注意手卫生，勤洗手。可以接种疫苗如流感疫苗进行预防，尤其是抵抗力差的人群、儿童等，过敏体质者应谨慎接种。

（尹伟琴）

第九章

探索微妙的消化道感染世界

消化系统由消化管（口腔、咽、食管、小肠和大肠等）、消化腺（唾液腺、肝、胰、胃腺、肠腺等）以及腹膜、肠系膜、网膜等脏器组成。各脏器都可发生感染性疾病，因为病原菌最容易经口进入胃肠道而发生感染。外界病原菌的进入还会影响寄生于肠道中的正常菌群，进一步干扰人体的生理功能。随着人们生活方式、饮食习惯的改变，胃肠炎、胆结石和胆囊炎等消化系统感染性疾病已位居我国居民慢性病患病率前十。抗生素不规范使用会抑制或杀死人体内的一些有益菌，容易造成肠道菌群失调。因此，公众须提高对消化系统感染性疾病的认知，了解常见消化系统感染性疾病的症状，重视居家用药的正确、合理和规范性。

◆ 一、胃肠道内的细菌都是有害的吗？

正常人的胃肠道内存在着多种细菌，按照对人体的作用分为三类：

（1）益生菌：这类细菌是胃肠道内的优势菌群，是对人体有益和必需的，主要是各种双歧杆菌、乳酸杆菌等厌氧菌，能对人体起到保护和免疫等作用。

（2）条件致病菌：如大肠埃希菌、肠球菌等具有双重作用的细菌。在人体微生态平衡状态下，这类细菌对健康有益；但自身的调节机制失衡（如遗传、免疫、精神状态异常等生理和病理因素）时，细菌的数量会异常增多而致病。

（3）有害菌：多为外源性菌群，如痢疾杆菌、沙门菌等，可通过食物和药物等影响胃肠道内菌群失调，使人体致病。

因此，胃肠道内的细菌并不都是有害的。消化道的正常微生态可维持人体的健康，建立生物和免疫屏障，防止发生消化道疾病。

二、胃肠道菌群是出生时就存在了吗？

人体胃肠道菌群经历了两次大的生理演变。

第一次演变：出生时的肠道是无菌的，出生后因母亲阴道和周围环境等因素影响，肠道中大肠埃希菌、肠球菌等兼性厌氧菌占优势。随着肠道中氧气的消耗，双歧杆菌数量逐渐增加。双歧杆菌是肠道内有益的优势菌，它有抑制致病菌、提供营养、提高免疫力、抗肿瘤等功能。出生 5~7 天后，双歧杆菌增长达到了高峰，菌落数占肠道总菌落数的 99%，然后趋于稳定，成为婴幼儿期的肠道特征菌群。

第二次演变：幼儿期由混合喂养转为成人正常饮食，双歧杆菌随着年龄的增长逐渐减少，拟杆菌、厌氧链球菌等厌氧菌逐渐增加，而且类型也由婴儿双歧杆菌、短双歧杆菌转变为成人型长双歧杆菌和青春型双歧杆菌。就健康成年人而言，整个成年期稳定于这一菌种结构。进入老年期后，双歧杆菌进一步减少，在有的个体中甚至完全不能被检测出。

三、胃酸能杀灭肠道致病菌吗？

正常胃液 pH 为 0.9~1.5，成年人每天分泌量为 1.5~2.5 L。正常状态下胃酸可杀灭经唾液进入到胃液内的肠道致病菌。细菌在 pH < 4.0 的胃液中不能成活，但在胃酸缺乏的胃液中能生存数小时。若胃酸缺乏，胃和小肠内细菌数量会显著增加，这与人的胃肠道感染发生率升高有相关性。如胃切除术后，沙门菌、霍乱弧菌和志贺菌等的感染率较术前增高。危重患者接受抑酸药物治疗时，其胃内定植的致病菌明显增多，容易发生医院获得性感染。

四、胃炎会出现哪些症状？

胃炎根据病理生理和临床表现分为急性、慢性和少见的特殊类型胃炎。临床最常见的是急性和慢性胃炎。急性胃炎是由多种病因引起的胃黏膜急性炎症，常有上腹胀痛、恶心、呕吐和食欲不振等。重症患者可出现突发呕血和黑便等消化道症状，甚至出现晕厥和休克。慢性胃炎指多种病因引起的胃黏膜炎症病变，患病率一般随年龄增长而增加，中年以上更为常见，主要病因是幽门螺杆菌感染。部

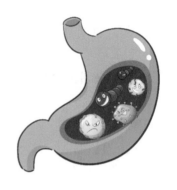

胃炎

分患者会出现上腹痛或不适、饱胀、嗳气、反酸、食欲不振、恶心和呕吐等表现，少数患者会出现上消化道出血、畏食、贫血和体重减轻等表现。特殊类型胃炎临床较少见，如感染性胃炎、化学性胃炎等。

五、胃炎该怎样预防呢？

（1）保持生活规律，合理安排工作和休息时间，注意劳逸结合，保持良好的心理状态。

（2）注意饮食卫生，食物要多样化，避免偏食，多吃新鲜食物，少吃熏制、腌制、含硝酸盐和亚硝酸盐的食物；避免过冷、过热、粗糙、辛辣等刺激性食物及浓茶、咖啡等饮料，忌长期大量饮酒、吸烟。低胃酸者应将食物完全煮熟后食用，以利于消化吸收；高胃酸者应避免进食酸性、多脂肪食物。

（3）避免服用对胃黏膜有刺激的药物，必须服用时，应在餐中或餐后服用抑制胃酸分泌的药物或胃黏膜保护药。

六、服用胃药要注意些什么？

（1）质子泵抑制剂：奥美拉唑可引起头晕，服药后应避免开车或做需要注意力高度集中的工作。

（2）H$_2$受体拮抗剂：如西咪替丁等。应在餐中或餐后服用，也可在睡前服用。如需同时服用抗酸药，则两种药物的服用时间应间隔1个小时以上。

（3）胃黏膜保护药：在酸性环境中起作用。胶体次枸橼酸铋（CBS）宜在餐前半小时服用，因服用过程中会使牙齿和舌头变黑，可以用吸管直接吸入。部分病人服药后出现粪便变黑或便秘，停药后会自行消失。硫糖铝宜在餐前1小时服用，有糖尿病者不宜服用。

（4）弱酸性抗酸剂：如氢氧化铝凝胶等，应在餐后1小时或睡前服用。服用片剂时宜嚼服，乳剂服药前应充分摇匀。抗酸药应避免与奶制品同时服用，酸性食物和饮料也不宜与抗酸药同服。

（5）抗菌药物：阿莫西林服用过程中要注意有无过敏反应，有青霉素过敏史者忌服；甲硝唑可引起恶心、呕吐等胃肠道反应，宜在餐后半小时服用。

七、幽门螺杆菌有传染性吗？

幽门螺杆菌（HP）有传染性，它能在人体内生长繁殖，也能通过唾液、粪便排出体外，具备了传染源的条件。主要的传播途径有三种：

（1）口-口传播：HP能随胃液从胃反流至口腔，使口腔成为它的储存库，唾液成为传播媒介。

（2）粪-口传播：经粪便排出体外的HP在周围环境中能够成活，污染的食物和水源成为传播媒介。

（3）密切接触传播：父母HP阳性者，其子女的感染率也明显增高。人群对HP普遍易感，儿童期是HP感染的最高风险期。集体生活也可增加HP感染的概率。

另外还有一些医源性的传播，如通过检查设备传播等。因此，注意个人和公共卫生至关重要。医疗机构也要严格执行消毒隔离措施，减少医源性传播。

八、与肺结核病人共餐为什么会得肠结核呢?

肠结核是由结核分枝杆菌侵犯肠道引起的慢性特异性感染，主要经口传播。如果经常与开放性肺结核病人共餐，餐具又未经消毒，结核分枝杆菌就会进入肠道，引起感染。开放性肺结核和喉结核的病人经常吞咽含结核分枝杆菌的痰液也会引起肠结核。另外，不宜饮用未经消毒的带菌牛奶和乳制品等。肠结核的发病是人体和结核分枝杆菌相互作用的结果，当入侵的结核分枝杆菌达到一定的数量和毒力，且人体免疫功能低、肠功能紊乱时，结核分枝杆菌便可引发肠结核。

九、出现哪些临床症状时应怀疑是急性胰腺炎?

（1）腹痛：急性胰腺炎最早出现的症状，常在暴饮暴食或酗酒后突然发生。腹痛常位于左上腹，向腰背部呈带状放射，一般胃肠解痉药无效。腹痛剧烈，呈持续性、刀割样疼痛或钝痛、钻痛、绞痛。

（2）腹胀：与腹痛同时存在，炎症越重，腹胀越明显。

（3）恶心、呕吐：发作较频繁，呕吐物为胃、十二指肠内容物，呕吐后腹痛不缓解。

（4）发热：早期有中度发热，38 ℃左右，合并胆道感染时伴寒战和高热。

十、暴饮暴食和酗酒会引起胰腺炎吗?

暴饮暴食会引起胰腺炎。酒精能直接损伤胰腺组织，另外暴饮暴食和大量饮酒均能使胰液分泌增加，并刺激奥狄（Oddi）括约肌痉挛、十二指肠乳头水肿，使胰液排出受阻，导致胰管内压力增加，甚至细小胰管破裂，引起急性胰腺炎。慢性嗜酒者常有胰液蛋白沉淀，形成蛋白栓堵塞胰管，使胰液排泄发生障碍，也易引起胰腺炎。因此，须养成规律和健康的饮食习惯。

十一、胆道系统感染会对机体产生哪些影响？

腹痛、黄疸、发热以及休克是胆道严重感染时出现的特征性症状。其病理生理基础是胆流瘀滞、细菌及其代谢产物对胆道系统及全身的毒害。腹痛的特点是持续性胀痛伴阵发性加剧。单纯的胆道系统感染可以不发生黄疸，但伴有胆总管结石或肝内外广泛结石，尤其当胆道发生瘀滞时，则可发生重度黄疸。胆道系统感染时的发热是外源性及内源性致热源共同作用的结果。休克主要是由于大量的细菌及其代谢物，特别是内毒素等进入血流所致。病变的性质、程度及其表现形式取决于感染细菌的毒力、数量、胆道系统的局部状况及机体全身的抗毒能力等多种因素。

十二、胆道疾病和胰腺炎有什么关系呢？

胆石症、胆道蛔虫和胆道感染是急性胰腺炎发病的主要原因。

（1）胆道疾病使 Oddi 括约肌水肿、痉挛而使出口梗阻，胆道内压力高于胰管内压力，使胆汁逆流入胰管，引起急性胰腺炎。

（2）胆结石在移行过程中会损伤胆总管，胆汁中的磷脂酰胆碱和胆盐可损坏胰管黏膜，十二指肠液反流入胰管，诱发急性胰腺炎。

（3）胆道感染时，细菌毒素、游离胆酸等可通过胆、胰间淋巴管交通支扩散到胰腺，激活胰酶，引起急性胰腺炎。

因此，须积极治疗胆道疾病，避免病情加重引起并发症。

二十三、胆道蛔虫病有什么症状和危害？如何治疗？

蛔虫有钻孔习性，喜碱性环境。胆道蛔虫病是指当胃肠道功能紊乱、饥饿、发热、驱虫不当、妊娠等引起机体内环境发生改变时，肠道蛔虫上行进入胆道引起的一系列临床症状。随着现在生活卫生条件和饮食习惯的改善，本病发生率已明显下降。

1. 临床症状

胆道蛔虫病的主要临床症状为突发性剑突下方钻顶样绞痛，伴右肩或左肩部放射痛，疼痛无一定规律。可伴有恶心、呕吐，甚至呕出蛔虫。蛔虫将肠道细菌带入胆道造成胆道感染时，可出现寒战、高热，诱发胆绞痛和急性胰腺炎，严重者可引起急性化脓性胆管炎、肝脓肿。蛔虫若钻至胆囊，可引起胆囊穿孔。括约肌长时间痉挛致蛔虫死亡，其残骸成为结石的核心，可引起胆道结石。胆道蛔虫病体征甚少或轻微，体温多不增高，少数病人可有轻微的黄疸。

2. 治疗

（1）非手术治疗：口服利胆驱虫食物或药物，选择合适的抗菌药物预防和控制胆道感染，疼痛时注射解痉镇痛药，也可利用纤维十二指肠镜取出虫体。大多数患者经积极非手术治疗可治愈或使症状减轻。

（2）手术治疗：非手术治疗病情未缓解时，可针对相应的症状行探查、引流等手术，术后应进行驱虫治疗，防止胆道蛔虫病复发。

3. 预防

养成良好的饮食和卫生习惯，不喝生水，蔬菜、水果要洗净后食用，饭前便后要洗手。正确服用驱虫药，应在清晨空腹或晚上临睡前服用。

▶ 十四、急性阑尾炎一定要手术吗？

急性单纯性阑尾炎经药物治疗，炎症大多能消退，未消退的发展成化脓性阑尾炎。当阑尾病变进一步加重，引起血运障碍，阑尾发生坏疽，严重者发生穿孔，造成感染扩散。化脓、坏疽或穿孔的阑尾如果被大网膜和邻近肠管包裹粘连，炎症较局限，形成阑尾周围脓肿，需大量的抗菌药物治疗，炎症可逐渐被吸收，但

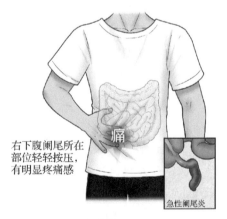

右下腹阑尾所在部位轻轻按压，有明显疼痛感

急性阑尾炎

急性阑尾炎疼痛

较缓慢。如果阑尾炎炎症较重，发展快，未及时进行手术切除，又未能被大网膜包裹局限，将发展成急性弥漫性腹膜炎，甚至感染性休克。因此，急性阑尾炎须根据病情发展程度来决定是否需要手术。

十五、轮状病毒肠炎和诺如病毒肠炎的临床症状有何不同？

轮状病毒肠炎好发于 6 ~ 24 个月婴幼儿，多见于秋冬季，潜伏期 1 ~ 3 天，起病急，常伴发热和上呼吸道感染，先吐后泻，腹泻特点为大便次数多、量多、水分多，呈黄色水样或蛋花样，带少量黏液，无腥臭味。诺如病毒肠炎好发于年长儿童和成人，全年散发，11 月至次年 2 月为发病高峰期，潜伏期 12 ~ 36 小时。诺如病毒是急性暴发性胃肠炎的首要致病菌。前驱症状为呼吸道症状，主要表现为阵发性腹痛、恶心呕吐、腹泻，可伴有畏寒发热、头痛乏力、肌痛等症状。腹泻特点为每日数次至十几次不等，无脓血与黏液。

十六、诺如病毒是怎样传播的？

诺如病毒的传播途径以粪-口途径为主，其次是直接接触传播。① 诺如病毒随呕吐等产生的细小飞沫喷溅在物体表面上，手直接接触被污染的物体表面后再接触口、眼和鼻黏膜造成感染；② 食用被诺如病毒污染的食物和饮料；③ 直接接触诺如病毒感染者（如照顾病人，与病人共餐或使用相同的餐具）。为防止诺如病毒感染的发生，须加强个人卫生，勤洗手，同时加强饮食卫生，食用洗净或煮熟的食物。一旦出现呕吐、腹泻等症状应及时就医。感染者在急性期至症状完全消失后 72 小时应进行隔离。

十七、为什么小儿易患腹泻病？

腹泻病好发于 6 个月到 2 岁的婴幼儿。原因为：① 婴幼儿生长发育快，需要的营养物质相对较多，胃肠道负担重，易造成消化道功能紊乱；② 婴幼儿消化系统发育尚未成熟，胃酸和消化酶分泌较少，对食物和缺水的耐受性差，易发生体液紊乱；③ 婴儿的胃酸偏低，胃排空快，杀灭胃内细菌的能力较弱，血清免疫球蛋白较低，因此机体的防御功能较差，胃黏膜的免疫防御反应不完善；④ 新生儿尚未建立正常的肠道菌群，改变饮食、滥用抗生素等均可使肠道菌群失调而发生肠道感染。

十八、为什么夏天容易发生胃肠道感染呢？

夏天气温高、湿度大，各种微生物和蝇虫繁殖加快，食物容易受污染，人食入受污染的食物则会发生胃肠道感染。再加上夏季人体出汗多，消耗大，随着饮水量的增多，胃内胃酸浓度下降，从而使胃肠道防御和抵抗能力相对减弱。同时，人们在夏天时对生冷食物的需求量增加，不注意饮食卫生，很容易出现腹痛、腹泻和发热等胃肠道感染症状，甚至引起肠道传染病。因此，要把好病从口入关，养成良好的卫生习惯，积极运动，提高免疫力，避免胃肠道感染。

十九、每天排便3次属于腹泻吗？腹泻有哪些症状？怎样护理？

腹泻指排便次数多于平日习惯的频率，粪质稀薄。正常人排便习惯一般每天1~3次，或每2~3天1次，只要粪便的性状正常，均属于正常现象。

（1）病因及症状：腹泻大多由肠道疾病引起，也可由全身性疾病、药物、过敏和心理等因素引起。发生机制为肠蠕动亢进、肠分泌增多或吸收障碍。大肠病变引起的腹泻，粪便可含脓、血、黏液，病变累及直肠时可出现里急后重。小肠病变引起的腹泻，粪便呈糊状或水样，可含有未完全消化的食物成分，大量水样腹泻易导致水和电解质丢失。部分慢性腹泻病人可发生营养不良。

（2）护理：饮食以少渣、易消化食物为主，避免食用生冷、多纤维、刺激性食物。根据病情和医嘱给予禁食、流质、半流质或软食。全身症状明显者应卧床休息。可热敷腹部以减弱肠道运动和减轻腹痛。也可根据病情需要服用止泻药或解痉止痛药，用药后应注意观察有无药物不良反应。

二十、怎样正确留取粪便标本？

（1）留取容器：一般用清洁干燥的容器留取粪便标本，需要做细菌培养时应选择消毒容器。

（2）采集量：仅做一般检查时，留取蚕豆大小的粪便即可；查找寄生虫卵时，需留取鸡蛋大小的标本；做病原体培养或涂片时，应取黏液粪便或脓血部分。

（3）采集部位：一般直接取粪便表面即可，为了提高检出率，也可在表面、深部及粪端多处取标本。

（4）采集时机：须采集新鲜的粪便标本，不能有尿液及其他杂物混入。采集隐血试验标本时，采集前3天应禁食动物肝脏、肉和血类食物，以及含铁丰富的药物，以免造成假阳性。

二十一、上消化道内镜检查需要注意什么？

上消化道内镜检查包括食管、胃、十二指肠的检查，是消化系统应用最广的检查，所有诊断不明的食管、胃、十二指肠疾病须做内镜治疗者，以及上消化道术后有无法解释的症状者均可行此项检查。检查前后须注意：① 检查前禁食8小时，有幽门梗阻者在检查前2～3天进食流质食物，检查前1晚应洗胃，曾做过X线钡餐造影者3天内不宜做此检查。② 术后因咽喉部麻醉作用尚未消退，应注意不要吞咽唾液，以免引起呛咳。麻醉作用消失后可先试着饮少量水，如无呛咳，则可进食。可进食当天以流质、半流质饮食为主，活检的病人应进食温凉的饮食。检查后可能会出现咽痛、异物感等症状，不要用力咳嗽，以免损伤咽喉部黏膜。若出现腹痛、腹胀，可进行腹部按摩以促进排气，减轻症状。检查后密切观察有无消化道出血、感染等并发症，一旦发现应及时就医。如做无痛胃镜检查，术前先排除镇静药物过敏史，术后须有人陪伴，就地观察30分钟，并监测血压、心率、血氧饱和度及意识情况。术后当天不驾车，不进行高空作业，不操作重型机器等，以防发生意外。

（江淑芳）

第十章

"重女轻男"的尿路感染

尿路感染也叫泌尿系统感染，是一种十分常见和多发的疾病，也是所有微生物感染中最常见的类型之一。有调查显示，每一百个人中就有一个人会发生尿路感染，女性的发病率是男性的十倍。虽然很多人可能会觉得它是个小毛病就自己在家吃点抗生素，或者由于害羞不去就诊，但是其实尿路感染的类型比较复杂，少部分也会引发严重并发症，如败血症、感染性休克，迁延不愈导致慢性感染甚至影响肾功能，而且随着耐药菌的增多，尿路感染的诊治费用也可能很昂贵，所以一定不能忽视。

首先来了解一下泌尿系统，它是我们人体的重要排泄系统。泌尿系统由 1 对形似蚕豆的肾脏、2 条狭长的输尿管、1 个储存尿液的囊状器官膀胱和男女差异很大的尿道组成。以膀胱为分界线，泌尿系统分为上尿路和下尿路，膀胱以上称为上尿路，包括双侧肾脏和输尿管；膀胱以下称为下尿路，包括膀胱、前列腺（男）和尿道。正常情况下，肾脏一刻不停地产生尿液，尿液经输尿管流入膀胱贮存，当膀胱充满后，产生尿意，告知主人需要排尿了，尿液才由尿道排出体外，所以排尿可以受意识控制，如果这些结构发生疾病，可以引起排尿异常。如果尿液过满但不能排出，在膀胱内过度贮存，叫尿潴留。

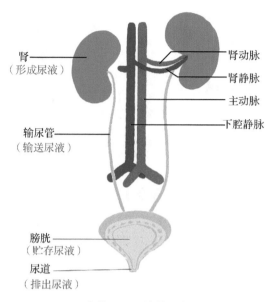

肾
（形成尿液）

肾动脉

肾静脉

主动脉

下腔静脉

输尿管
（输送尿液）

膀胱
（贮存尿液）

尿道
（排出尿液）

人体泌尿系统的组成

◆ 一、如何判断自己或家人是否得了尿路感染？

由于泌尿系统分为上尿路和下尿路，所以尿路感染也分为上尿路感染和下尿路感染，两者表现不同。一旦发生下尿路感染，患者常有各种排尿不适，最为典型的表现是尿路刺激症状，也称尿频、尿急、尿痛，经常要上厕所或尿液憋不住，有的人排尿时有尿道疼痛或灼热感等。肉眼观察尿液由清亮变为浑浊，有腐败气味，少数患者可以出现肉眼血尿。上尿路感染除了有上述表现外，还有更严重的症状，典型者出现发热、腰痛、恶心、食欲下降等全身症状，严重者会出现细菌入血，医生查体发现有肾区叩击痛，伴有血白细胞计数升高和红细胞沉降率增快。但有些人如老年人、免疫力差的人可能症状不典型，有的以全身表现为主，有的表现为急性腹痛、胃肠功能紊乱等，有的表现为肾绞痛、血尿，易被误诊为其他疾病，建议出现其中几条表现就要赶紧就医。

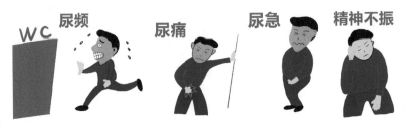

尿路感染的表现

▶ 二、哪些人容易得泌尿系统感染?

女性比男性更易发生泌尿系统感染,尤其是已婚的育龄期女性。这是因为女性的尿道短而宽,且尿道口靠近肛门和阴道,细菌容易进入膀胱;而男性的尿道则相对弯曲、细长,尿道口距离肛门较远,细菌不容易进入。男性泌尿系统感染常发生于尿路本身有异常或肾移植的特殊人群。存在泌尿道梗阻、泌尿道结石的人也容易发生继发感染,另外,如导尿导致的尿路损伤、高龄、妊娠、前列腺增生、神经系统疾病导致的排尿不畅甚至尿潴留都是泌尿系统感染的高危因素。还有些人因为工作原因不能及时上厕所,如医生、司机、老师、护士等,也易患泌尿系统感染。另外,长期卧床、久病体弱、糖尿病等慢性病患者也非常容易发生泌尿系统感染。

▶ 三、泌尿系统感染是如何发生的?

泌尿系统犹如一个设计完美的下水道,正常情况下,肾脏产生的尿液通过双侧输尿管排到水囊一样的膀胱中储存,再从尿道口排出人体。泌尿系统感染的途径主要有四种。

(1)上行感染:泌尿系统感染最主要的途径,绝大多数是由外部病原菌从尿道口上行至膀胱,乃至肾盂引起。

(2)血行感染:如果身体其他部位有感染,则感染部位的细菌可入血,通过血液循环到达肾脏和尿路其他部位而引发泌尿系统感染。血行感染在泌尿系统感染中占3%左右。

（3）淋巴道感染：当腹部、盆腔、升结肠等部位的淋巴与肾脏临近的淋巴管有沟通时，细菌可经淋巴道感染肾脏。此种情况尚未证实，即使有也极少见。

（4）直接感染：泌尿系统邻近器官有感染时，细菌从临近的病灶直接入侵导致的感染，也极少见。

四、哪些病原菌容易引起泌尿系统感染？

各种病原体，包括细菌、真菌、衣原体、支原体等，均可引起泌尿系统感染，95%以上的泌尿系统感染是由单一病原菌引起的。

（1）细菌：绝大多数为革兰氏阴性杆菌，最常见的是大肠埃希菌，占60%~80%。其他还有副大肠埃希菌、变形杆菌、克雷伯杆菌、绿脓杆菌等，少数为肠球菌和葡萄球菌。引起上行感染的主要是肠道内正常寄生的细菌，如大肠埃希菌，少数患者由于经常使用抗生素或者居住在医院或养老院，引起感染的细菌种类也发生了变化，可以为一些相对耐药的铜绿假单胞菌、黏质沙雷氏菌等；引起血行感染的细菌与上行感染不同，常为金黄色葡萄球菌、沙门菌等，如皮肤感染可造成金黄色葡萄球菌入血引起败血症，继发尿路感染。

（2）真菌：多为念珠菌和酵母菌。真菌引起泌尿系统感染较少见，主要发生在长期留置导尿管或使用广谱抗生素治疗的患者，一些免疫力较差的患者如糖尿病、使用糖皮质激素和免疫抑制剂的患者容易发生念珠菌感染。

（3）结核分枝杆菌：也可导致泌尿系统感染，患者大多有肺结核的病史，或者有与肺结核患者密切接触史。结核分枝杆菌侵袭泌尿系统时可造成泌尿系统的特殊感染和破坏。

（4）其他：如沙眼衣原体引起的感染，常发生于性生活不洁患者。病毒、寄生虫感染临床少见。

五、泌尿系统结核与普通尿路感染有什么不同？

泌尿系统结核主要表现为反复或进行性加重的尿频、尿急、尿痛等慢性膀胱炎症状，偶尔可出现血尿，典型的患者会有消瘦、乏力、午后低热、盗汗等结核感染症状。大多数患者虽然症状明显，但按泌尿系统感染用各种抗生素治疗数月乃至数年都不能奏效，才被明确诊断。少数病例因较早发生输尿管梗阻，膀胱炎症状可很快消失，尿液检查可无异常，诊断比较困难。膀胱结核发展到晚期，结核病变逐渐蔓延到整个膀胱壁，膀胱肌肉丧失了舒张能力，容量缩小，这样就造成膀胱挛缩，出现严重的尿频、尿急、尿痛症状。肾自截则是肾结核的晚期病变，肾脏发生结核后，出现了多个干酪样空洞及坏死，整个肾脏出现广泛钙化，自截的肾脏已经完全没有功能，无法进行特殊治疗。

六、女性有什么防御机制能抵御尿路感染？

女性的生理特点决定了她们比男性更容易发生泌尿系统感染。首先，女性尿道结构容易导致细菌入侵；其次，女性月经期、绝经期性激素变化、尿道黏膜改变，均有利于病菌定植。但是女性也有防御机制，那就是正常的阴道菌群，特别是乳酸杆菌，可以维持酸性的环境，减少大肠埃希菌的寄居和黏附，并可以产生过氧化氢，杀死大肠埃希菌。这就是人体巧妙的自我保护机制。

七、细菌进入膀胱都会引起尿路感染吗？

健康人的膀胱中的尿液是无菌的，尿道括约肌形成天然的闭合大门，把细菌阻挡在门外。但细菌进入膀胱并不都会导致尿路感染，因为人体的设计非常巧妙，对细菌入侵设了层层阻碍。

1. 尿液的机械冲刷

尿液在泌尿道中不断向下而不逆流，所以人体能不断通过排尿作用将企图逆行的细菌从尿路中清除，从而防止或减少感染。

2. 膀胱黏膜防御

尿道中的细胞可以产生杀菌成分和抗黏附因子，阻止细菌黏附在尿道中。

3. 尿液本身的特性

尿液 pH 低、含高浓度的尿素和有机酸，不利于细菌生长。男性的前列腺液也具有对抗细菌的作用，这可能也是男性发生泌尿系统感染机会低于女性的原因之一。

八、怀疑发生尿路感染时应该做哪些检查？

经常有患者怀疑自己发生尿路感染后就根据经验服用抗生素了，这种做法其实并不可取。擅自服用抗生素治疗可能会使症状时好时坏，治疗不彻底，还容易导致细菌耐药和感染复发。所以，怀疑发生尿路感染时，建议还是要到医疗机构进行常规检查并遵医嘱治疗，避免延误病情。常见的检查包括：

1. 体格检查

测量体温、脉搏等，检查有无腹部压痛，有无肾区叩击痛。

2. 尿液检查

（1）尿常规：简便易行，无损伤，可快速诊断。白细胞尿是提示尿路感染最直接和敏感的指标，指离心后每高倍视野尿沉渣镜检白细胞大于 5 个。留取尿液时要注意清洁外阴以避免污染，女性注意勿混入白带。尿液须新鲜，因为尿液放置数小时后白细胞就会被破坏而导致结果不可靠。留取尿液前不要使用抗生素，否则会导致结果呈假阴性。

（2）尿细菌学检查：中段尿培养。如果发现排除了假阴性后的真性细菌尿，即使无症状也可以诊断为尿路感染。

3. 血液检查

急性肾盂肾炎患者血液的白细胞、中性粒细胞可升高，单纯膀胱炎患者的血常规一般正常。严重尿路感染合并细菌入血者的血培养结果为阳性。

4. 超声和影像学检查

B 超、静脉肾盂造影、CT 等可了解尿路情况，及时发现引起尿路感染的因素，如结石、尿路梗阻、畸形、反流等。尤其是男性或反复发作尿路感染的患者，一般症状都比较重，部分合并全身症状，更要明确是否存在这些诱发因素。

九、什么是尿道综合征？

有一类患者，仅有尿路刺激症状，但反复检查无白细胞尿和尿培养细菌阳性，应考虑尿道综合征。这在中年妇女中很常见，因为症状频繁、反复就诊而经常被医生误认为是尿路感染，甚至长期服用抗生素。在这类人群中，尿频表现突出，比排尿不适更明显，相当一部分患者有焦虑性神经症，治疗中可以引导他们分散注意力，缓解压力和焦虑，必要时进行心理治疗或服用一些抗焦虑药物。

十、泌尿系统感染如何治疗？

治疗的目标是在取得最佳疗效的同时，尽可能减少副作用和细菌耐药的发生。根据感染部位和类型不同，具体的治疗方法也有所区别。急性膀胱炎主要采用3天抗菌疗法，大多数患者经大剂量单剂抗菌治疗1～2天后，尿中的细菌检测就可转阴。急性肾盂肾炎则需要更长疗程，中等严重程度的肾盂肾炎宜口服有效抗生素2周，临床症状严重的肾盂肾炎宜静脉给予抗生素，如半合成青霉素类、头孢类、新一代喹诺酮类等，必要时联合用药。如病情好转迅速，可在体温正常后继续用药3天，再改为口服抗生素完成2周的疗程；如持续发热，症状无好转，应注意是否发生并发症如肾周脓肿、肾盂积脓等，是否是耐药菌感染。另外，尿路感染的患者应多饮水、勤排尿，服用碳酸氢钠碱化尿液，减轻症状。

十一、泌尿系统感染会不会复发和变成尿毒症？

部分患者可出现泌尿系统感染的反复发作，可分为复发和再感染。复发指菌尿经治疗后暂时转阴，停药后短期内原有致病菌又死灰复燃。再感染则指经治疗后本次感染已经治愈，停药后较长时间由另外一种致病菌再次引起感染。治疗不彻底或者药物使用不当，是导致泌尿系反复感染的罪魁祸首。有些患者在用药一段时间症状消失以后就停止用药，还有些患者自行间断使用抗生素，这些都会导致感染治疗不彻底而反复发作。有的患者存在泌尿系统结石、尿道狭窄等，可导致尿液潴留，也利于细菌生长而导致感染反复发作。单纯泌尿系统感染一般不会变成尿毒症，但长期、反复感染或伴有泌尿系统结石、梗阻者须警惕，应定期进行肾功能的检查。

十二、泌尿系统感染如何预防？

（1）坚持每天适当饮水，每3小时左右排尿1次，使尿路得到足够的冲刷，避免细菌上行感染。避免憋尿，每晚临睡前排空膀胱。

（2）注意卫生，减少尿道口的细菌。性生活后易发者，可在性生活后及时排尿。

（3）出现尿路感染的好发因素，如泌尿系统结石、梗阻、畸形等，应及时就诊，必要时手术治疗。

（4）防止导尿管相关的尿路感染，主要措施有：导尿管只在必要时才使用，并尽早拔除；插导尿管时严格无菌操作；留置导尿管保持无菌封闭，避免开放；尿标本应在消毒后再留取；保持尿袋在膀胱水平以下且引流通畅。

（5）加强体育锻炼，增强体质。建议进行一定的体育锻炼活动，但不能过于疲劳。

（狄　佳）

第十一章

那些有关"心"的大小事

生活中，人们常用"您"来表示尊称。"您"，即把你放在心上，日常用语便体现出了"心"这一脏器的重要性。除此之外，"心如刀割""心如死灰""心乱如麻""心急如焚"等与心相关的词语也常用于表达情绪。那么心脏真的有这些体会吗？心脏作为身体的重要器官又起着什么样的作用呢？如果发生感染会造成怎样的后果呢？本章我们就一起来探讨一下。

一、什么是心血管系统？

心脏是一个中空器官，分为左右心房和左右心室四个腔。心脏、动脉、毛细血管和静脉组成了一个密闭的循环管道，称为心血管系统，血液在其中流动，将氧、各种营养物质、激素等供给器官和组织，又将组织代谢的废物运送到排泄器官，以维持机体内环境的稳态、新陈代谢的进行和正常的生命活动。心肌细胞具有自律性、兴奋性、传导性和收缩性四个生理特性，因此正常人的心脏可以保持规律的收缩和舒张，保证血液循环。

心脏上有痛觉神经，但是心脏的疼痛机制与皮肤表面的疼痛机制不同。皮肤黏膜是痛觉的感受器，当表皮受到外伤时，往往会产生直接的痛觉体验，并且疼痛部位与受伤部位一致。心脏的疼痛并不是直接的疼痛感觉，而是缺血、缺氧产生的代谢性废物反应导致的疼痛。心脏的疼痛所表现的位置与心脏在体表的对应位置往往并不是一致的，除了心前区、胸骨后、左肩背部、左臂，甚至下颌、牙齿的疼痛也可能是心脏问题引起的。这样的疼痛与压力、冷热、切割等物理因素无关，因此人们常说的"心如刀割""心急如焚"并不真实存在。

➤ 二、心脏也会发生感染性疾病吗？

提到心脏和心血管，人们最熟知的疾病大概就是最常见的高血压和非常致命的心肌梗死。然而，心脏就像水泵一样，通过心肌的收缩和舒张，将血液输送至身体各个部分，再回收，形成循环，因此心脏相关的感染性疾病可能单独存在，身体其他部位的感染迁延不愈也会影响到心脏。常见的心脏相关的感染性疾病有心肌炎、心内膜炎、心包炎等。

➤ 三、心脏介入手术与感染有关系吗？

心脏对于人体的正常运作起着至关重要的作用，为了改善心血管疾病患者的生存率和生存质量，医学先辈们发明了各类心脏介入手术以更好地为患者诊疗。心脏介入手术是一种诊断与治疗心血管疾病的新型技术，经过穿刺体表血管，在数字减影的连续投照下，送入心脏导管，通过特定的心脏导管操作技术对心脏病进行诊断和治疗。它是较为先进的心脏病诊治方法，进展也非常迅速，它介于内科治疗与外科手术治疗之间，是一种有创的诊治方法。心脏介入手术包括支架植入术、二尖瓣球囊扩张术、射频消融术、起搏器植入术、先天性心脏病介入治疗、冠状动脉腔内溶栓术等。

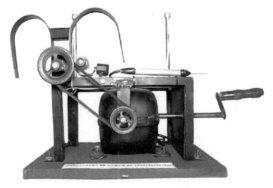

世界上第一台人工心脏起搏器

比如，发生心肌梗死血管闭塞时，通过植入支架将血管撑开；当心律过快、心脏不正常搏动时，将多余的"搏动部位"打掉；当心律过慢不足以维持血液供应时植入起搏器，就像给心脏装了个发动机；心脏瓣膜病的患者可以通过人工瓣膜置换手术重获新生；等等。这样看来，心脏的介入手术似乎可以解决心脏相关的大量问题，但因为其有创性，同时也存在一定的感染风险。

其中，人工瓣膜置换手术与感染性心内膜炎有着重要的关联。累及人工心脏瓣膜（机械瓣或生物瓣）及其周围组织的病原微生物感染性疾病被称为人工瓣膜心内膜炎（PVE），是感染性心内膜炎最严重的形式，发生于 1% ~6% 的人工瓣膜病人。人工瓣膜病人患感染性心内膜炎的风险是普通人群的 50 倍，机械瓣和生物瓣发生感染的概率相等。发生于瓣膜置换术后 1 年内的感染性心内膜炎定义为早期 PVE，而 1 年后发生者则定义为晚期 PVE，引起早期与晚期 PVE 发生的病原微生物不同。葡萄球菌、革兰氏阴性杆菌和真菌是早期 PVE 的主要致病菌；而晚期 PVE 最常见的致病菌是葡萄球菌、链球菌和肠球菌。

四、哪些人更容易发生心脏相关感染？

有先天性心脏缺损或后天性心脏瓣膜病等基础疾病的患者，免疫力较低、长期服用激素或免疫抑制剂的患者更容易发生心脏相关感染。

五、感冒后运动会引起心肌炎吗？

大家一定对年轻力壮的小伙子感染病毒性心肌炎感到不可思议，毕竟他不属于容易发生感染的一类人群。也有人认为，感冒后通过运动来进行"发汗"，对于病情好转大有裨益。其实不然，感冒时若进行过量运动，会导致能量消耗过多，引起免疫力下降，同时增加了心脏负荷，反而给了病毒可乘之机。

心肌炎的最常见病因为病毒感染，细菌、真菌、螺旋体等引起的心肌炎相对少见。病毒性心肌炎患者的症状与心肌病变程度和部位相关，轻者可完全没有症状，重者甚至出现心源性休克及猝死。多数病人发病前 1 ~ 3 周有病毒感染的前驱症状，如发热、全身倦怠感和肌肉酸痛，或恶心、呕吐等消化道症状。随后可以有心悸、胸痛、呼吸困难、水肿等症状，甚至发生晕厥、猝死。

因此，感冒时就给自己的身体放个假吧，等到休息充分、精力充沛时再开始运动。

六、心肌炎该如何治疗？

病毒性心肌炎尚无特异性治疗，以针对左心功能不全的支持治疗为主。病人应避免劳累，注意休息，酌情使用利尿剂、血管扩张剂、血管紧张素转换酶抑制剂等药物。当有呼吸道或消化道感染症状，并且开始有心脏不适的感觉，如心悸、胸痛等时，应及时至心内科就诊。

七、急性心包炎的病因和症状有哪些？

心包是双层的囊状结构，对心脏起到固定及屏障保护的作用，能减缓心脏收缩对周围血管的冲击，防止由于运动和血容量增加而导致的心腔迅速扩张。但有些人先天没有心包，或者经治疗后心包被切除，并不会产生严重的临床后果。

急性心包炎最常见的病因是病毒感染。患者多于前驱感染症状出现 10 ~ 12 天后有胸痛等症状。胸骨后、心前区的疼痛为急性心包炎的特征，疼痛也可向颈部、左肩等放射，且与呼吸运动相关。随着病程进展，患者还会出现呼吸困难。感染性心包炎可伴发热、乏力。

八、什么时候需要进行心包穿刺？

当心包内有大量的积液时，心脏的搏动会受到限制，导致心脏无法正常地通过心肌收缩和舒张将血液供至全身各处，也就是医生所说的"心脏压塞"。此时进行心包穿刺，可以将积液抽出，减少压力，缓解心脏压塞的症状。不仅如此，将抽出的积液进行化验，可以明确感染的病因，穿刺时还可以向心包腔内注入药物进行治疗。

九、拔牙会导致感染性心内膜炎吗？

感染性心内膜炎是心脏内膜表面的微生物感染，一般因细菌、真菌或其他微生物（如病毒等）经过血液直接感染心脏瓣膜，伴赘生物形成。在一些非正规的医疗机构进行拔牙等口腔相关疾病治疗，可能因器械灭菌不到位或操作不规范引起感染。

感染性心内膜炎根据病程缓急分为急性和亚急性。亚急性感染性心内膜炎大多发生于器质性心脏病，如心脏瓣膜病、先天性心血管病。急性感染性心内膜炎的发病机制尚不清楚，病原菌来自皮肤、肌肉、骨骼或肺等部位的活动性感染。链球菌和葡萄球菌是引起感染性心内膜炎的主要病原微生物。急性者主要由金黄色葡萄球菌引起，少数由肺炎球菌、淋球菌、链球菌和流感嗜血杆菌等所致；亚急性者的病原菌中，草绿色链球菌最常见，其次为 A 族链球菌（牛链球菌和肠球菌）、表皮葡萄球菌，其他细菌较少见。

无结构性心脏病者发生感染性心内膜炎的情况在近几年逐渐增多，可能与静脉药物滥用以及经血管的有创操作相关。

十、如何预防感染性心内膜炎？

良好的口腔卫生习惯和定期的牙科检查对感染性心内膜炎的预防十分有效，在任何静脉导管插入或其他有创性操作的过程中都必须严格遵循无菌原则。对于有器质性心脏病等基础疾病的患者，在进行有创操作前，可预防性使用抗生素。同时，也建议大家到正规的医疗机构就诊。

十一、心血管系统感染除了心脏相关的感染，还有哪些？

心血管系统感染还包括血流感染。败血症和菌血症统称为血流感染。导致血流感染的危险因素有：① 机体屏障功能的完整性受到破坏，如手术、外伤、烫伤、静脉留置针、气管插管，以及动、静脉导管等；② 引起机体免疫力下降的因素，可分为医源性因素和非医源性因素，前者包括激素、化疗、免疫抑制剂的使用等，后者包括 HIV 感染、营养不良、高龄等。

十二、败血症是什么？有哪些病因和症状？

败血症有很多中英文名称，现统称为脓毒症或全身性感染。

脓毒症可由任何部位的感染引起，如脓肿、痈、毛囊炎、皮肤烧伤后感染、压疮后感染，以及呼吸道、消化道、泌尿道的感染，毒力强的病菌与毒素不断侵入血液循环，激发全身性炎症症状，严重者最终可能引起器官功能不全。

脓毒症最常见的症状是发热、心动过速、血压下降、呼吸急促、意识改变、四肢厥冷、皮肤发绀、尿量减少、外周血白细胞增多和高乳酸血症。

十三、菌血症是什么？

菌血症是指细菌仅短暂入血，少量病原菌进入血液循环后，未繁殖或仅少量繁殖，未引起或仅引起轻微的炎症反应。临床上一般仅通过血培养发现。

（朱丽丽）

第十二章

保卫神秘的 "司令部"

神经系统是人体最精细、结构和功能最复杂的系统，那神经系统就是神经吗？当然不是，我们的脑也是神经系统的一部分。

神经系统可分为中枢神经系统（脑、脊髓）和周围神经系统（脑神经、脊神经），前者主管综合分析内外环境传来的信息并做出反应，后者主管传导神经冲动。简单地来说，中枢神经系统是司令部，对接收的各部信息加以分析并作出指令，而周围神经系统就是小兵，不断传递信息并逐步完成司令部的指令。

近年来，随着医疗水平的进步，中枢神经系统疾病通过手术治疗取得较好疗效的同时，也破坏了人体的血脑屏障，极易引起中枢神经系统感染。中枢神经系统感染的致死率和致残率都很高，这无疑是丢进司令部的炸弹，给患者及临床均带来了严峻的挑战。因此，知己知彼，百战不殆，尽早探究司令部，了解中枢神经系统感染，防患于未然，对降低患者感染率、病死率及改善其预后均有极大的好处。

一、什么是中枢神经系统感染？

中枢神经系统感染是神经系统疾病的主要病因之一，是指各种病原微生物（包括病毒、细菌、真菌、螺旋体、寄生虫、立克次体、朊蛋白等）损伤了脑或脊髓的实质、被膜及血管而引起的急性或慢性炎症性疾病。中枢神经系统发生感染后，可通过多种方式进一步导致神经系统损伤。

二、中枢神经系统感染包括哪些疾病？

（1）根据病原微生物的不同，中枢神经系统感染分为病毒感染、细菌感染、真菌感染、寄生虫感染、其他感染等。其中病毒感染最为常见。

（2）根据感染部位的不同，中枢神经系统感染分为脑炎、脊髓炎、脑脊髓炎、脑膜炎、脊膜炎、脑脊膜炎以及脑膜脑炎等。

三、中枢神经系统感染有哪些临床表现？

中枢神经系统感染常见的临床表现主要有发热、头痛、抽搐、肢体麻木或无力、意识障碍、脑膜刺激征等，不同类型的中枢神经系统感染会有不一样的临床表现。如有上述临床表现，应立即到医院就诊，进行头部 CT、MRI、脑电图以及腰椎穿刺、脑脊液的检查，做到早发现、早治疗。

四、中枢神经系统感染是如何引起的？

正常人因为有脑屏障（包括血脑屏障、血脑脊液屏障、脑脊液脑屏障）的存在，即有保护膜的存在，还有头皮、颅骨、蛛网膜等的保护，病原体很难进入中枢神经系统。但是，当由于各种原因破坏了脑屏障，如开颅手术或其他侵入性操作，导致病原体有机可乘，进入了中枢神经系统，便可发生感染。此外，身体其他部位的感染，如肺部感染、肠道感染，也可直接通过破坏的脑屏障进入到神经系统中，造成二次感染。中枢神经系统感染的途径主要有以下四种：

（1）血源性感染：脓毒血症、感染性栓子等。

（2）局部扩散：颅骨开放性骨折乳突炎、中耳炎、鼻窦炎等。

（3）直接感染：创伤或医源性（腰椎穿刺等）感染。

（4）经神经感染：某些病毒如狂犬病毒可沿周围神经，单纯疱疹病毒可沿嗅神经、三叉神经入侵中枢神经而引起感染。

五、哪些病原微生物可引起中枢神经系统感染？

各种病原微生物，包括病毒、细菌、真菌、螺旋体、寄生虫、立克次体、朊蛋白等，均可引起中枢神经系统感染。

常见的病毒有单纯疱疹病毒、乙型脑炎病毒、肠道病毒（包括脊髓灰质炎病毒、柯萨奇病毒和埃可病毒等）和狂犬病毒等。

常见的细菌有脑膜炎奈瑟菌、大肠埃希菌、李斯特菌、肺炎链球菌、溶血性链球菌、消化链球菌属、铜绿假单胞菌和结核分枝杆菌等。

常见的真菌有新型隐球菌、白色念珠菌和曲霉菌等。

六、什么是脑膜刺激征？

脑膜刺激征为脑膜受激惹后的表现，主要表现为不同程度的颈强直，尤其是伸肌的强直，是一种病理反射。常见于脑膜炎、蛛网膜下腔出血和颅内压增高等。脑膜刺激征也可见于颈椎疾病和颈部炎症，引起一系列症状，如头痛、呕吐、颈强直、克尼格（Kernig）征等。新生儿、老年人或者昏迷患者脑膜刺激征常常不明显。

七、你了解单纯疱疹病毒性脑炎吗？

单纯疱疹病毒性脑炎（HSE）是中枢神经系统感染中最常见的病毒感染性疾病，是由单纯疱疹病毒（HSV）引起的。单纯疱疹病毒是一种嗜神经 DNA 病毒，先引起口腔、呼吸道或生殖器原发感染，机体迅速产生特异性免疫力而康复，但是并不能彻底消除病毒，病毒就像定时炸弹，长期潜伏在体内，不引起任何的临床症状。当机体免疫力下降时，潜伏的病毒就悄然出现，经神经进入脑内，引起脑炎。

单纯疱疹病毒性脑炎在任何年龄均可发生，四季均可发病，多急性起病，高热并有头痛，随后病情缓慢进展，精神症状表现突出。随着病情加重，患者可出现嗜睡、昏睡、昏迷等状态。重症患者可因广泛的脑实质坏死和脑水肿引起颅内压增高，甚至形成脑疝而死亡。未经治疗的单纯疱疹病毒性脑炎病死率高达70%以上。

八、肠道病毒为什么可引起病毒性脑膜炎呢？

85%～95%的病毒性脑膜炎是由肠道病毒引起的，那么肠道里的病毒是怎么引起脑膜感染的呢？肠道病毒主要经粪-口途径传播，大部分病毒最初引起下消化道感染，肠道细胞上有与肠道病毒结合的特殊受体，病毒可经肠道入血，产生病毒血症，再经脉络丛侵犯脑膜，引发脑膜炎改变。

病毒性脑膜炎在夏秋季高发，儿童多见，成人也可患病。多为急性起病，主要表现为病毒感染的全身中毒症状，如发热、头痛、畏光、肌痛、恶心、呕吐、食欲减退、腹泻和全身乏力等，并有脑膜刺激征。

九、婴幼儿和儿童会得中枢神经系统感染吗？

化脓性脑膜炎好发于婴幼儿和儿童。化脓性脑膜炎是由化脓性细菌感染所致，常见的病原菌有肺炎球菌、脑膜炎双球菌、金黄色葡萄球菌以及铜绿假单胞菌等。约90%的化脓性脑膜炎患儿为5岁以下的儿童，其中2岁以内的发病者约占75%，也就是说年龄越小，发病率越高。另外，免疫功能低下、血脑屏障功能障碍以及免疫缺陷的儿童更易发生化脓性脑膜炎。儿童发生化脓性脑膜炎通常表现为发热、呕吐、头痛、烦躁不安、颈强直和进行性加重的意识障碍等。但婴幼儿发生化脓性脑膜炎时大多症状不典型，有的可仅有吐奶、尖叫、呼吸不规则等症状。

十、结核分枝杆菌也可引起脑膜炎吗？

大家会知道结核分枝杆菌，大多是因为肺结核，而结核分枝杆菌也可引起结核性脑膜炎。结核性脑膜炎是由结核分枝杆菌引起的脑膜和脊膜的非化脓性炎症，可继发于肺结核及其他器官的结核病灶。有5%～15%的肺外结核累及神经系统，其中又以结核性脑膜炎最为常见，约占神经系统结核的70%。

结核分枝杆菌首先经呼吸道吸入肺部，经血行播散后在脑膜和软脑膜下种植，形成结核结节。感染后的炎症反应程度取决于宿主的免疫力和其他一些因素，若宿主免疫反应不够强，则易形成大的结核结节，并不断扩大，内藏具有活力的结核分枝杆菌。当机体免疫力下降时，结核结节内的病原继续增殖，导致结节破溃，大量结核分枝杆菌和有毒性的抗原产物进入蛛网膜下腔，从而引起结核性脑膜炎。

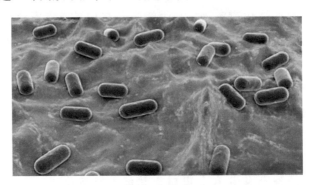

结核分枝杆菌

结核性脑膜炎通常急性或亚急性起病，病程持续时间较长，主要表现为发热、头痛、呕吐、精神不振以及脑膜刺激征等，如不及时恰当治疗，发病1~2个月时会出现脑实质损害的症状，如昏睡、意识模糊、妄想、偏瘫等。

▶ 十一、"流脑"和"乙脑"是什么脑？

"流脑"和"乙脑"并不是脑，它们都是疾病的简称，一个是由细菌引起的，一个是由病毒引起的。

流脑是流行性脑脊髓膜炎的简称，是由脑膜炎双球菌引起的化脓性脑膜炎。主要临床表现有发热、头痛、呕吐、皮肤黏膜瘀点及颈强直等脑膜刺激征，脑脊液呈乳白色化脓性改变。

乙脑是流行性乙型脑炎的简称，是由乙型脑炎病毒感染引起的中枢神经系统急性传染病。乙脑多见于夏秋季，多由三带喙库蚊传播。乙型脑炎病毒感染会出现高热、意识障碍、抽搐以及脑膜刺激征等症状，接种乙脑疫苗是预防乙脑的有效措施。

十二、鸽粪也会引起中枢神经系统感染吗？

隐球菌性脑膜炎是中枢神经系统最常见的真菌感染。隐球菌广泛存在于土壤和鸽粪中，鸽粪被认为是最重要的传染源。隐球菌性脑膜炎通常起病隐匿，早期可有不规则低热或间歇性头痛，后头痛呈持续性和进行性加重；免疫功能低下者可呈急性发病，常以发热、头痛、恶心、呕吐为首发症状。

十三、脑子里会有寄生虫吗？

脑囊虫病是典型的神经系统寄生虫感染，是由猪绦虫幼虫（囊尾蚴）寄生在脑组织形成的包囊所致，是最常见的中枢神经系统寄生虫感染。人是猪绦虫的中间宿主和终末宿主。摄入被虫卵污染的食物是感染猪绦虫最常见的途径。虫卵进入肠道后会孵化成六钩蚴，经血液循环进入全身（包括大脑）并发育成囊尾蚴，诱发囊虫病。脑囊虫病自感染到出现症状，时间从数日至 30 年不等，临床表现与囊虫数量、大小及感染部位有关，会出现癫痫、偏瘫、意识障碍等症状。

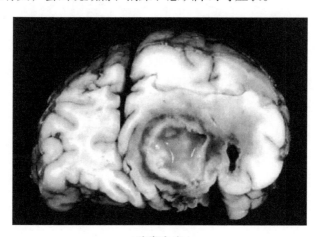

脑囊虫病

十四、为什么艾滋病患者更容易发生中枢神经系统感染？

艾滋病是由 HIV 感染所致。10% ~ 27% 的艾滋病患者会出现神经系统损害综合征。HIV 感染后会破坏人体的细胞免疫，让许多机会性致病菌有了可乘之机，从而感染中枢神经系统。艾滋病继发的中枢神经系统感染包括脑弓形体病、新型隐球菌脑膜炎、结核性脑膜炎、脑卡氏肺囊虫病等。

十五、如何治疗中枢神经系统感染？

中枢神经系统感染的治疗以支持和对症治疗为主，目的是消灭或抑制引起中枢神经系统感染的病原体，如使用抗菌药物，清除病灶，提高机体自身的抵抗力，增强防御及修复能力，校正或调节病理生理机制以减轻炎性反应对靶器官的损害，保护脑及神经的功能，注意水、电解质的平衡等。

（狄寒玲）

第十三章

千变万化的皮肤感染

皮肤是人体最大的器官，覆盖在人体表面，对维持体内环境稳定起了重要的作用。它作为人体抵抗有害微生物侵害的第一道屏障，与环境直接接触，当出现伤口、穿孔等破损时，病原菌通过损伤处进入体内，可发生皮肤感染。

▶ 一、哪些病原菌容易导致皮肤感染？

皮肤感染常由细菌、病毒、真菌等引起。细菌性皮肤病常由葡萄球菌、链球菌等引起，常见的细菌性皮肤病有毛囊炎、疖、丹毒、脓疱疮等。病毒性皮肤病常由 HPV、疱疹病毒、麻疹病毒、肠道病毒引起，常见的病毒性皮肤病有单纯疱疹、水痘、带状疱疹、疣等。皮肤癣菌病常由毛癣菌属、小孢子菌属、表皮癣菌属引起，常见的真菌性皮肤病有头癣、体癣、股癣、手癣、足癣、甲癣、花斑癣等。

▶ 二、哪些人容易得皮肤感染？

（1）皮肤屏障功能受到破坏的人群。例如，老年人油脂分泌少，皮肤容易干燥皲裂；有皮炎湿疹的患者，皮肤容易出现糜烂、抓痕；激光、冷冻、化学剥脱术、手术切口等创伤易破坏皮肤完整性。

（2）皮肤薄嫩、防御功能尚不健全的儿童。

（3）肿瘤、糖尿病、慢性肾病患者及长期使用免疫抑制剂、糖皮质激素等导致机体免疫功能下降者。

三、水痘和带状疱疹有什么关系？

水痘和带状疱疹都是由水痘-带状疱疹病毒引起的。水痘-带状疱疹病毒进入上呼吸道黏膜，在局部进行增殖并进入血液，病毒复制并播散到表皮和黏膜，形成了水痘。水痘痊愈后，仍有病毒潜伏于脊髓后根神经节或脑神经感觉神经节内，在机体劳累、感冒、患肿瘤等导致免疫功能下降时，病毒再次被激活，产生带状疱疹。水痘-带状疱疹病毒原发感染表现为水痘，潜伏的病毒再度活化则引起带状疱疹。

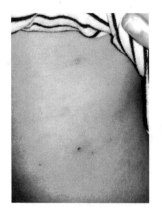 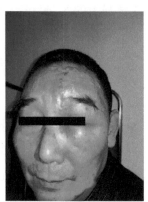

水痘　　　　　　　　带状疱疹

四、水痘是如何传播的？如何预防？

水痘传染性很强，人体主要通过吸入呼吸道飞沫和接触被污染的用具感染。水痘在发病前 1 ~ 2 天至皮疹完全干燥结痂为止均有传染性，因此患者需要呼吸道隔离至皮疹干燥结痂为止，其用具须采用煮沸、紫外灯等方式消毒。

五、带状疱疹会传染吗？

带状疱疹水疱处含有水痘-带状疱疹病毒，没有得过水痘的人接触带状疱疹患者有可能会得水痘，尤其是儿童。病毒可通过皮损直接接触或者形成气溶胶而传播。患者从出现皮疹到皮疹干燥结痂时均有传染性。

六、水痘和带状疱疹患者在生活中有哪些注意事项？

①注意皮肤清洁，并尽量保持皮损干燥，可局部清水擦洗，避免弄破水疱。②修剪指甲，减少搔抓，防止继发细菌感染。③进食易消化并富含蛋白质、维生素的食物，注意补充水分。避免食用辛辣刺激的食物。④注意休息，保证充足的睡眠，促进抵抗力的恢复。

七、水痘和带状疱疹怎么治疗？

水痘为自限性疾病，治疗以对症处理为主。高热时可给予退热药。皮疹瘙痒未破时可外用炉甘石洗剂，水疱破损后可用莫匹罗星软膏、夫西地酸乳膏等抗生素软膏。重症或有并发症者，可给予系统抗病毒治疗，如阿昔洛韦 $10 \sim 15$ mg/（kg·d），每日分 3 次静脉滴注，连用 5 ~ 10 日。注意皮肤清洁，修剪指甲，减少搔抓，防止继发细菌感染。

带状疱疹治疗有局部治疗和系统治疗：

（1）局部治疗：疱疹未破时可外用炉甘石洗剂、阿昔洛韦乳膏或喷昔洛韦乳膏；疱疹破溃后可用莫匹罗星软膏、红霉素软膏等预防感染。可以用红外线、频谱治疗仪局部照射，利于水疱干涸、减轻疼痛。

（2）系统治疗：早期、足量抗病毒治疗有利于减轻神经痛、缩短病程，可选用阿昔洛韦、伐昔洛韦、泛昔洛韦或澳夫定。急性期疼痛可以选择非甾体抗炎药（如双氯芬酸钠）等。带状疱疹后神经痛可以选择单用加巴喷丁或普瑞巴林。早期合理应用糖皮质激素可抑制炎症过程，缩短急性期疼痛的病程，提高生活质量。无禁忌证的老年患者可口服泼尼松，疗程 1 周左右。

八、瘊子是什么引起的？家人会不会被传染？

瘊子，也叫刺瘊，专业名称叫寻常疣，是由 HPV 感染引起的。HPV 通过皮肤黏膜破损处进入上皮细胞内进行复制和增殖，引起上皮良性增生。人群普遍易感，免疫功能低下及外伤者更容易被传染。传染源为患者和健康带菌者，主要通过直接和间接接触传播。因此，家人有被传染的风险。

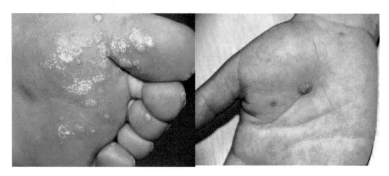

猴子

九、猴子怎么治疗？

猴子可以采用冷冻或者激光等治疗；也可外用药物，如5%咪喹莫特软膏、氟尿嘧啶软膏等；也可试用免疫调节剂（干扰素）等治疗。

十、毛囊炎和疖怎么区分？

毛囊炎是指局限于毛囊口的化脓性炎症。疖是毛囊及毛囊深部周围组织的急性感染。疖开始表现为毛囊性炎性丘疹，逐渐向周围扩展，形成结节，伴随红肿热痛，数天后结节中央变硬，有波动感，顶部出现黄

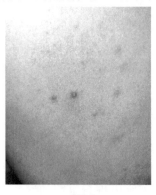
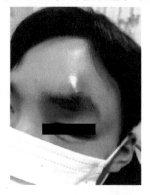

毛囊炎　　　　　　　　疖

白色脓栓，结节破溃后有脓血和坏死组织排出，破溃流脓后疼痛一般会减轻，炎症组织逐渐好转。

十一、毛囊炎和疖怎么治疗？

毛囊炎和疖主要是金黄色葡萄球菌感染引起，肛周生殖器部位的复发性疖可继发厌氧菌感染。毛囊炎以局部外用药物治疗为主，可用2%碘酊、夫西地酸乳膏、莫匹罗星软膏等。疖可外用20%鱼石脂软膏、夫西地酸乳膏、莫匹罗星软膏，系统治疗可选用青霉素类、头孢类、大环内酯类等药物。结节有波动时，应及早切开引流。

十二、丹毒是怎么引起的？

丹毒主要是因趾甲真菌病、小腿溃疡、鼻炎、口腔黏膜及齿龈感染病灶、瘙痒性皮肤病（如慢性湿疹）等导致皮肤破溃，乙型溶血性链球菌经皮肤黏膜损伤处侵入引起的皮肤、皮下组织内淋巴管及其周围组织的急性炎症。少数患者为血行感染。

十三、丹毒的临床表现有哪些？

丹毒发病急，好发在面部、小腿、足背等部位，一般累及单侧部位，发病前可有发热、全身不适等前驱症状。典型皮肤表现为水肿性红斑，边界清楚，皮温高，有压痛，可伴有区域的淋巴结肿大和全身中毒症状。

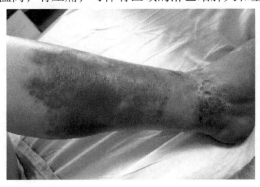

小腿丹毒

十四、丹毒怎么治疗？

局部治疗可用25%~50%硫酸镁或0.5%呋喃西林液湿敷，并外用抗生素药膏。早期给予足量高效的抗生素系统治疗：首选青霉素，每天480万~640万单位静脉滴注，体温恢复正常后仍需继续巩固治疗至少2周，直至皮损消退后2~3天才可停药，以防复发。青霉素过敏者，可选用大环内酯类或喹诺酮类药物。

十五、怎么预防丹毒复发？

皮肤应保持清洁卫生。积极治疗鼻炎、足癣等感染，避免皮肤破溃。小创面应及时消毒处理。积极控制血糖、贫血等，增强机体抵抗能力。当然，早期、足量、高效的抗生素系统治疗也可以防止复发。

十六、手足癣有什么样的症状？

手足癣是最常见的浅部真菌性皮肤病，夏季多发。手癣一般累及单只手，足癣多发生在双足部。手足癣有浸渍糜烂型、鳞屑角化型和水疱型之分。临床表现多种多样，手指间、足趾间可见皮肤浸渍发白，潮红糜烂面。足跟部可见皮肤干燥、脱屑、皲裂。趾（指）间、掌心、足底等可见水疱、丘疱疹、脱屑。真菌镜检可以帮助明确诊断。

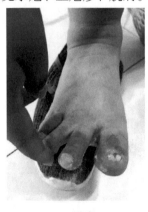

足癣

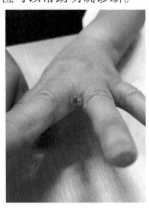

手癣

十七、手足癣如何治疗和预防？

手足癣以外用药物治疗为主，疗程为 1 ~ 2 个月。外用药物疗效不佳时，可口服抗真菌药物。外用药物根据皮损形态而有不同选择。皮损有渗出时，可用硼酸溶液、康复新液等湿敷，渗液减少后可用雷佛努尔糊剂、咪康唑粉、抗真菌软膏。角化过度型可以用水杨酸、复方苯甲酸软膏等。

要预防手足癣，平时要穿透气的鞋袜，保持足部干燥清洁。干完活后手要及时擦干。不共用鞋袜、脚盆等生活用品。有甲癣时应该积极治疗，避免自身传染。手足避免化学刺激，皮肤需要用护肤品滋润保湿，避免有皲裂、伤口等损伤。有手足癣后要积极治疗，避免感染蔓延到其他部位。

十八、股癣的临床表现有哪些？

股癣好发在腹股沟和臀部，表现为红斑、丘疹、鳞屑，边界清楚呈环状或者多环状，边缘不断向外扩展，中央有消退倾向。边缘是新发皮疹，有丘疹、丘疱疹。

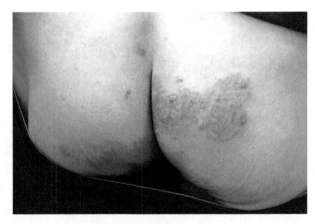

股癣

十九、股癣的诱发因素有哪些？怎么预防？

最适合真菌生长的温度为 25 ~ 37 ℃，湿度为 95% ~ 100%。因此，股癣常见的诱发因素有肥胖多汗、慢性消耗性疾病、糖尿病、长期应用糖皮质激素等，这些因素容易导致局部皮肤温暖潮湿，利于真菌生长。

要预防股癣，应注意个人卫生，保持局部干燥，多汗者可用爽身粉等粉剂。股癣多数可能由脚癣、手癣等自身传染而来，因此有手足癣时应该积极治疗。

二十、什么是梅毒？

梅毒是由梅毒螺旋体引起的传染性疾病，主要通过性接触、母婴和血液传播，也可通过哺乳、接吻、接触被患者污染的衣物被传染。梅毒可侵犯全身各组织器官，对人体健康危害大。梅毒是高级的模仿者，临床表现千变万化，一期梅毒主要症状包括硬下疳和硬化性淋巴结炎。梅毒螺旋体经 2 ~ 4 周后在入侵部位形成硬下疳，表现为直径 1 ~ 2 cm 大小的软骨样硬度的椭圆形溃疡，溃疡表面分泌物内含大量梅毒螺旋体，传染性极强。硬下疳出现 1 ~ 2 周后，腹股沟或患处附近淋巴结出现无痛性肿大的淋巴结，称为硬化性淋巴结炎。二期梅毒疹一般无自觉症状，皮损常泛发，呈对称分布，皮损和分泌物中含有大量梅毒螺旋体，传染性强。皮损表现为红色或红褐色斑疹、斑丘疹、丘疹，部分可为结节、

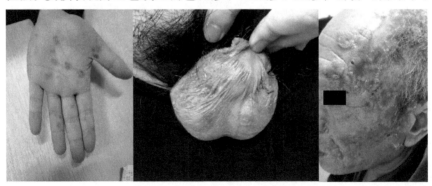

梅毒

斑块等。二期梅毒两种相对特异性皮损是掌跖梅毒疹和扁平湿疣。晚期梅毒患者除皮肤黏膜有病变外，全身其他组织器官也会出现病变，特别是发生心血管梅毒和神经梅毒时可危及生命。

二十一、梅毒怎么治疗？后期怎么随访？

梅毒首选的治疗药物是青霉素 G，常用的有苄星青霉素 G 和水剂青霉素 G。青霉素过敏者可选择四环素类、头孢曲松钠或大环内酯类替代治疗。规范驱梅治疗后，梅毒患者需要定期随访并监测实验室检查指标、临床表现，主要是评估病情是否治愈、复发或者再感染。随访一般至少坚持 3 年，第 1 年每 3 个月复查一次，第 2 年每半年复查一次，第 3 年在年末复查一次。神经梅毒患者在复查同时每 6 个月进行一次脑脊液检查，直到脑脊液完全恢复正常。

（杨玉花）

第十四章

意想不到的医院感染

自有医院以来就存在着医院感染问题，但是科学认识医院感染及减少医院感染的发生，是近代科学在发展过程中逐步深入认识和解决的。医院感染的危害不仅表现在增加患者发病率和病死率，增加患者的痛苦及医疗负担，还给患者及社会造成重大的经济损失。本章内容就带大家了解一下意想不到的"医院感染"。

◆ 一、什么是医院感染？

医院感染指住院患者在医院内获得的感染，包括在住院期间发生的感染和在医院内获得、出院后发生的感染，但不包括入院前已开始或入院时已处于潜伏期的感染。医院工作人员在医院内获得的感染也属于医院感染。

◆ 二、医院感染发生的条件是什么？

医院感染发生的条件包括感染源（各种病原体自然生存、繁殖并排出的宿主或场所），传播途径（接触传播、空气传播、飞沫传播等）和易感人群（免疫力低的人群，例如老人、婴幼儿、营养不良的患者等）。三者必须同时存在，缺少其中任何一个都不会发生医院感染。

三、常见的医院感染类型有哪些？

常见的医院感染包括：呼吸系统感染（下呼吸道感染、上呼吸道感染等）、手术部位感染、腹部和消化道感染（胃肠道感染、感染性腹泻、病毒性肝炎等）、器械相关感染（呼吸机相关性肺炎、中央导管相关血流感染、导尿管相关尿路感染等）、血液系统感染（原发性血流感染、继发性血流感染）、皮肤软组织感染、泌尿系统感染等。

四、在医院住院会得传染病吗？

目前传染病患者的大部分诊疗活动均在传染病医院进行，尤其是呼吸道传染病患者。针对少部分必须在非传染病医院完成的诊疗活动，医院目前都采取了严格的医院感染预防控制措施，并建立了科学的消毒隔离制度，如一人一针一管一用等预防交叉感染，患者可安心住院。

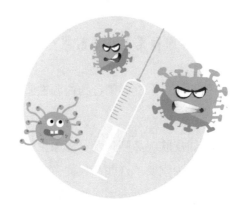

一人一用一抛弃，杜绝交叉感染

五、医院的病员服、床单被套都消毒吗？

正规医院的病人所穿的病员服，以及使用的床单被套等，均经过高温清洗、消毒并烘干，病人是可以安全使用的。普通病房每天都有专人进行清洁擦拭，重点病房如重症监护室（ICU）、血透室等环境物体表面每天均会消毒。建议安心住院，按医生的要求积极配合治疗，同时心态要好，不要胡思乱想。

六、医院感染是如何被逐渐重视起来的？

19世纪以前，医学界还没有"病原"和"感染"的概念，对于什么是医院感染也不得而知。直到19世纪中期，匈牙利医生塞麦尔维斯发现，造成大量孕产妇死亡的产褥热（产褥期内出现发热持续不退或突然高热寒战），实际是一种细菌感染引起的系列综合征，此后，医院感染才逐渐被人认识并重视起来。经过百余年发展，如今各国都发布了多部规范指南，以降低医院感染的发生风险。我国国家感染控制体系建立于1986年，虽起步较晚，但进步迅速，各项法律及规章制度等也已比较完善。自2003年SARS之后，相继出现的H1N1、H7N9，包括国外的埃博拉、MERS病毒，以及近几年在全世界流行的COVID-19等新型传染病，进一步加速了人们对感染防控的重视程度。

七、医院感染的病原体是怎么来的呢？

根据病原体来源的不同，医院感染分为内源性感染和外源性感染。

1. 内源性感染

人体有很多部位，如皮肤、鼻咽口腔、泌尿生殖道和肠道，存在丰富的细菌，其中以肠道最为重要。这些部位的微生物寄生在体内不引起疾病，当机体抵抗力下降或受外界因素影响时，成为致病菌造成机体感染，称之为内源性感染。内源性感染一般不易预防，如晚期再生障碍性贫血、癌症等患者发生的感染均属于此类。

2. 外源性感染

外源性感染，又称交叉感染，是由除了患者之外的其他来源的生物体引起的，可以通过清洁、消毒、灭菌和隔离措施进行预防和控制。如诊疗过程中由于所用的医疗器械、设备、药物、制剂及卫生材料的污染或院内场所消毒不严而造成的感染，患者与患者、患者与医务人员、患者与陪护人员和探视人员之间通过直接或间接接触而引起的感染。

八、引起医院感染的主要危险因素有哪些，可以预防吗？

引起医院感染的主要危险因素有各种侵袭性操作、住院时间长、长期应用广谱抗生素、慢性基础疾病（如肿瘤、糖尿病）、医院管理机制不完善等。医院管理机制不完善主要指医院内未设有完善的洗手消毒设施，未严格区分医疗废物，医护未遵循严格的操作规范，所有有创的侵入性治疗护理未保证无菌，建筑布局及流程不合理等。所以，对医院来说，控制内源性感染的发生条件较为困难，外源性感染由此成为防控重点。但是对于患者自身来说，可以通过增强机体抵抗力、合理用药等预防内源性感染。

九、医院感染的易感人群有哪些？

医院感染的易感人群主要包括：① 有严重基础疾病的患者，如糖尿病、恶性肿瘤、慢性肾病等患者；② 老年人及婴幼儿；③ 接受各种免疫制剂（如抗癌药物、放疗、免疫抑制剂等）治疗的患者；④ 长期接受抗菌药物治疗造成体内微生态失衡的患者；⑤ 接受各种侵袭性诊疗操作的患者；⑥ 住院时间长、手术时间长的患者；⑦ 营养不良患者。

十、医院感染的高危部位是哪些？

医院感染的高危部位包括无菌组织、体腔或血液，要介入这些部位的器械或装置必须经过灭菌处理。现今，使用血管内装置、导尿管，应用呼吸机通气，实施手术，这些已成为许多患者治疗护理中的重要组成部分。然而，介入高危部位的侵入性操作或侵入性医疗器械会大大增加患者发生感染的风险，甚至成为患者死亡的直接或间接因素。

十一、引起医院感染的病原体种类主要有哪些？主要传播途径是什么？

WHO 2016 年公布的报告显示，全球大约 15% 的住院患者会遭遇医院感染。临床统计显示，90% 以上的医院感染是细菌感染，病毒感染占比约为 5%，真菌、寄生虫感染相对比例更低。最主要的传播途径是接触传播。

十二、接触传播主要分为几种？

接触传播分为直接接触传播和间接接触传播。前者指病人或医务人员直接与感染源接触而获得感染；后者指病原体污染了医疗设备或用具，由于未经过有效的清洁、消毒或灭菌，病人或医务人员通过接触这些物品而感染。接触传播疾病常见的有肠道感染、多重耐药菌感染、皮肤感染等。

十三、除了最常见的接触传播，医院感染还有其他的传播途径吗？

（1）空气传播：带有病原微生物的微粒子（直径≤5 μm）通过空气流动而实现疾病传播。常见空气传播的疾病包括肺结核、水痘、麻疹等。

（2）飞沫传播：带有病原微生物的飞沫核（直径＞5 μm）在空气中短距离（1 m 内）移动到易感人群的口、鼻黏膜或眼结膜等导致的疾病传播。如流感、病毒性腮腺炎、百日咳、白喉、流脑，以及近几年流行的新型冠状病毒感染等，都可通过这种途径传播。

（3）血源性传播：致病因子直接或间接通过血液而造成的传播。目前已经确定经过血源性传播的疾病有乙肝、丙肝、艾滋病、梅毒、埃博拉出血热等，其中以乙肝、丙肝、艾滋病多见。

十四、在医院造成血源性传播的常见环节有哪些？

近年来，精密仪器及侵入性诊疗操作普遍应用，HBV、HIV 等病原体通过血液、体液和排泄物等污染医疗器械的机会和环节也相应增多，比如，内镜诊疗、拔牙、血液透析等治疗，以及外科手术等操作中的活检钳、牙科手机、血液透析器、手术器械处理或使用不当，均容易造成血源性传播。

十五、新生儿在出生 48 小时内发现的弓形虫病、单纯疱疹及水痘属于医院感染吗？

不属于医院感染。因为新生儿是在出生后 48 小时内即发病，属于经胎盘获得的感染。

十六、新生儿在分娩过程中和产后获得的感染属于医院感染吗？

属于医院感染。胎儿从无菌的羊膜腔内产出而暴露于母亲严重污染的产道内，胎儿的皮肤、黏膜、呼吸道、肠道均可遭受病原体感染，例如淋球菌、疱疹病毒感染等。

十七、某患者在住院第四天时出现了泌尿系统感染症状，这是否属于医院感染？为什么？

属于医院感染。因为没有明确潜伏期的感染，如此处的泌尿系统感染，在入院 48 小时后发生的均属于医院感染。

十八、某患者在住院第四天时，传染病标志物检测发现 HIV 抗体阳性，这是否属于医院感染？为什么？

不属于医院感染。因为有明确潜伏期者，在入院后超过平均（或常见）潜伏期发生的感染才属于医院感染。由于感染 HIV 4～8 周后（一般不超过 6 个月）才能从血液中检测出 HIV 抗体，所以可以确认该患者在入院前已经感染 HIV。

十九、某患者因腿部皮肤感染久治不愈而入住某科，入院后创面分泌物培养为铜绿假单胞菌阳性，经两周的治疗后再次做细菌培养又发现金黄色葡萄球菌阳性，此次感染是否属于医院感染？为什么？

不一定属于医院感染。虽然是在原感染已知病原体基础上，14 天后又分离出新的病原体，但是目前还无法排除污染、定植或是否为上一次的混合感染，因此还不能判定为医院感染。需要进一步观察患者的症状，并将分泌物标本及时送检，合理用药，通过观察相关炎症指标做出相应判断。

二十、医院的哪些科室是发生医院感染的高危科室？

国家卫生健康委员会办公厅发布的《关于进一步加强医疗机构感染预防与控制工作的通知》强调，新生儿病房、新生儿重症监护室、重症医学科、器官（骨髓）移植病房、血液透析中心（室）、感染性疾病科、手术室、产房、急诊科、口腔科、介入手术室、输血科、内镜室、消毒供应中心等，都是感染控制的重点科室和部门。

二十一、患者住院期间预防医院感染仅仅靠医务人员吗？

患者住院多数是由于病情重，门诊治疗效果不理想，或者是因一些慢性病而需要择期手术。由于自身机体状况差，免疫力差，这些患者属于易感人群。且由于医院的特殊性，环境中存在细菌和病毒的可能性较大，会时刻对病人的健康形成威胁，因此预防感染非常重要，这不但需要医护人员全心全意的服务，还需要患者和家属的积极参与和配合。

二十二、医院感染的防治所面临的主要挑战有哪些？

随着医学的进步与发展，医院感染问题愈发突出，医院感染的特点也在不断发生改变，如不断涌现的精密仪器，大量开展的介入性诊断、治疗方法，抗菌药物广泛使用和难治性多重耐药菌的出现等，都导致医院感染的防治面临新的挑战。其中，一方面是医院感染病原体的变化：① 耐药菌株，尤其是多重耐药菌株感染呈上升趋势，且具有难治性；② 真菌感染增加；③ 新病原体的出现和旧病复燃（如结核病）等。另一方面是易感人群的变化：① 机体免疫力受损的患者成为医院感染的主要人群；② 内源性感染人群增加；③ 侵入性操作而产生的医院感染高危人群。

二十三、近几年一直强调"人人都是感控实践者"，如何理解？

预防医院感染，除应加强医务工作者的培训宣教外，还应将预防意识渗透到患者、医院陪护及保洁人员中，尤其是新型冠状病毒感染疫情以来，特别强调"人人都是感控实践者"。具体如下：

1. 患者

患者要主动做到勤洗手，用清洁剂认真揉搓掌心、指缝、手背、手指关节、指腹、指尖、拇指、腕部，时间不少于 10 秒，用流动水洗净。如果出现创口、绷带等附近有多余渗出，导管、插管附近的身体部位有红肿、疼痛感，有突然发热、发冷症状等情况，都可能是发生感染的信号，要及时向医生汇报。

2. 陪护和探视人员

陪护人员要勤洗手，手部无明显污染物时可使用更便捷的快速手消毒剂；禁止擅自接触患者的创口、插管、导管等；戴好口罩，尽可能不要对着别人咳嗽、打喷嚏。

3. 保洁人员

保洁人员要有责任心，严格按照环境清洁消毒标准执行，规范使用清洁用具；病房、走廊、卫生间、水房的拖把分开存放和使用；地面如果有血液、分泌物等污染时，要及时清理；医疗垃圾要严格分类，放置于指定地点。

4. 政府

政府应增加资金投入。政府层面的资金投入及资源配置也影响医院感染的控制效果。比如，很多一次性耗材成本很高，收费却较低，要保证严格一次性使用，就需要医院承担其差价费用，负担很重，这也是规范难以落地的原因之一。

二十四、好情绪和家庭支持有助于预防医院感染吗？

答案是肯定的。研究表明，对医务人员高度信任，与医生和护士建立起良好的医患关系，能够增强药物疗效，促进伤口愈合，缩短住院时间。而较差的情绪管理能力不仅影响自己的心情，同时对自身疾病的治疗起到阻碍作用。因此，在患者住院期间，陪护者一定要成为医务人员的助手，听从医务人员的安排，鼓励患者战胜疾病。

（张丽伟）

第十五章

感染性疾病预防小妙招

《千金要方》中有"上医医未病，中医医欲病，下医医已病"的观点，即医术最高明的医生并不是最擅长治病，而是能够预防疾病的发生。由此可见，如何科学预防感染性疾病显得尤为重要。

一、日常生活中我们该如何预防感染性疾病的传播？

（1）勤洗手，注意手卫生。

（2）戴口罩，注意咳嗽礼仪。

（3）不聚集，保持安全距离，"一米线"是文明线也是健康线。

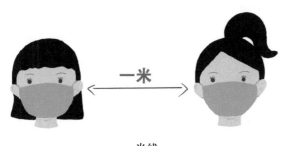

一米线

二、生活中哪些时候必须要洗手？

（1）饭前饭后，吃药之前。

（2）触摸公共物件如扶手、门柄、电梯按钮、公共电话后。

（3）触摸眼、口、鼻前。

（4）如厕后。

（5）打喷嚏或咳嗽后。

（6）接触过泪液、鼻涕、痰液和唾液后。

（7）做完扫除工作之后。

（8）接触钱币之后。

（9）戴口罩前及摘除口罩后。

（10）从外面回家后。

三、正确的洗手方法是怎样的？

洗手的方法如果不正确，预防感染的效果就会大打折扣，所以掌握正确的洗手方法尤为重要。怎样洗手才是正确的呢？

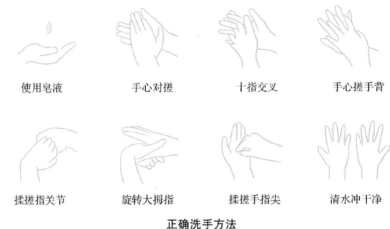

| 使用皂液 | 手心对搓 | 十指交叉 | 手心搓手背 |
| 揉搓指关节 | 旋转大拇指 | 揉搓手指尖 | 清水冲干净 |

正确洗手方法

（1）双手淋湿后使用皂液或洗手液，均匀涂抹，搓出泡沫，让手掌、手背、手指、指缝等都沾满泡沫。

（2）掌心相对，手指并拢，相互揉搓。

（3）掌心相对，双手指缝交叉相互揉搓。

（4）手心对手背沿指缝相互揉搓，交换进行。

（5）弯曲手指使手指关节在另一手掌心旋转揉搓，交换进行。

（6）左手握住右手大拇指旋转揉搓，双手交换进行。

（7）将五个手指尖并拢放在另一手掌心旋转揉搓，交换进行。

（8）在水龙头下用流动水将手冲洗干净，必要时增加对手腕的清洗。

此外，洗手前最好脱下手表或戒指等佩戴物品，洗手时要注意指尖、指甲缝、指关节等部位，因为这些部分最容易藏污纳垢。

手洗净后，擦手也不可掉以轻心。一定要用干净的个人专用毛巾、手巾或一次性纸巾擦干双手，并勤换毛巾。若是用脏毛巾、脏手巾，或是衣襟擦手，很容易会造成二次污染。

有的厕所设置有自动干手器，手洗净后可立刻把湿手烘干，那当然是最好的方式。万一身边缺乏毛巾、手巾或纸巾，又没有干手器，自然风干也不错。

四、日常佩戴口罩有什么注意事项？

口罩的正确使用、储存和清洁是保持其有效性的关键。

日常佩戴口罩要注意以下事项：

（1）正确佩戴口罩，确保口罩盖住口鼻和下巴，鼻夹要压实。

（2）口罩出现脏污、变形、损坏、异味时须及时更换，每个口罩累计佩戴时间不超过8小时。

（3）在跨地区公共交通工具上，或医院等环境使用过的口罩不建议重复使用。

（4）需要重复使用的口罩在不使用时宜悬挂于清洁、干燥、通风处。

（5）戴口罩期间如出现憋闷、气短等不适，应立即前往空旷通风处摘除口罩。

（6）外出要携带备用口罩，存放在原包装袋或干净的存放袋中，避免挤压变形。废弃口罩归为其他垃圾处理。

五、预防感染性疾病我们可以做哪些事情？

（1）注意营养、科学的饮食。少吃油腻煎炸食物，多吃清淡易消化食物，多饮水。

（2）提高机体免疫力，加强体育锻炼。保持居室适当温度、湿度及空气流通。根据气候变化适当增减衣服，同时创造条件进行室外锻炼活动。

（3）养成良好的卫生习惯，防止病原侵袭。尽量少去拥挤的公共场所，不带孩子探病。注意饮食卫生，尽量不在外就餐和不吃外带食物。

（4）发现不适时及时就医。如出现头痛、咳嗽、发热和全身肌肉酸痛等症状，及时到有条件的医院诊治，避免病情贻误。

六、春季预防感染性疾病的小妙招有哪些？

春季迎来春暖花开，一片生机勃勃。同时，春季气温逐渐攀升，病菌滋生传播快。冷暖空气频繁交汇，致使各种旧病容易复发，尤其是抵抗力弱的人稍稍不注意就会患病。那么，春季流行性疾病怎么预防？你对春季传染病预防知识了解多少呢？

（1）多通风：新鲜空气能够去除过量的湿气和稀释室内污染物。应定时开窗通风，保持空气流通；让阳光射进室内，因为阳光中的紫外线具有杀菌作用。

（2）勤洗手：传染病患者的鼻涕、痰液、飞沫等呼吸道分泌物以及排泄物等中含有大量的病原，有可能通过接触传染给健康人，因此特别强调注意手的卫生。

（3）常喝水：春天气候干燥，空气中尘埃含量高，人体鼻黏膜容易受损，要多喝水，让鼻黏膜保持湿润，能有效抵御病毒的入侵，还有利于体内毒素排泄，净化体内环境。

（4）补充营养：春天要适当增加水分和维生素的摄入。注意多补充些鱼、肉、蛋、奶等营养价值较高的食物，增强肌体免疫功能；多吃富含维生素 C 的新鲜蔬菜水果，可中和体内毒素，提高抗病能力，增强抵抗力。

（5）减少对呼吸道的刺激：不吸烟，不喝酒，少食刺激性食物，以减少对呼吸道的刺激。

（6）避免受凉：当人体受凉时，呼吸道血管收缩，血液供应减少，局部抵抗力下降，病毒容易侵入。

（7）坚持体育锻炼和耐寒锻炼：春天可以适当增加户外活动，因为运动不仅能促进身体的血液循环，增强心肺功能，对我们的呼吸系统是一个很有益的锻炼。

（8）注意生活规律：春天应保证睡眠充足。生活不规律易使免疫系统功能减弱；充足睡眠能消除疲劳，调节人体各种机能，增强免疫力。

（9）加强个人卫生和个人防护：春天要注意勤洗手、勤漱口，不要用脏手触摸脸、眼、口等部位。出门在外要尽量站在空气通畅的地方。避免去拥挤的公共场所。

（10）早发现、早报告、早治疗：春天，当自己或周围的人出现发热、咳嗽、呼吸困难、气短等一种或多种呼吸道症状时，应及时到医院就医或做好防范，并报告给相关部门。

七、夏季预防感染性疾病的小妙招有哪些？

随着气温增高，一些传染病也进入高发季节。常见的有水痘、疥疮、肺结核、霍乱、伤寒、感染性腹泻等传染病。那么预防这些疾病有哪些小妙招呢？让我们一起看看吧。

（1）养成喝开水、吃熟食、勤洗手的良好卫生习惯。

（2）尽量不要到卫生条件差的街头摊点就餐，在外尽量少吃凉拌菜和肉类烧烤食物。

（3）注意家庭饮食卫生，食物在制作时要加热 3 分钟以上。尽量不吃剩饭菜。冰箱不是"保险箱"，冰箱内的直接入口食品，经卫生处理后才能进食。

（4）加工凉拌菜时，加工者要把双手清洗干净，一定要用专用的熟食刀具和案板，不要与生肉刀具和案板混用，生菜在加工前用开水烫一下，盛放凉拌菜和色拉的容器要专用。

（5）蔬菜水果要先用清水浸泡，然后使用清洁水冲洗三遍以上，特别是一些带叶、带根的蔬菜，要特别注意根部的清洗。葡萄、草莓等水果需要在清水中适当加一点盐浸泡几分钟，用清水冲净，在冲洗的过程中，水果表面用手轻轻地洗刷一下。

（6）旅游者要注意个人卫生，尽量避免在疫区进食生冷食品，尤其要避免生食蔬菜。避免接触牛、羊、鹿等动物。如发生腹泻，及时就诊。

（7）开展"三管一灭"（管水、管粪、管饮食，消灭苍蝇），保持良好的环境卫生和饮食卫生。

八、秋季预防感染性疾病的小妙招有哪些？

到了9月，秋意来袭，天气逐渐凉爽，温差逐渐变大。秋季是传染病的多发季节，常见传染病包括流感、手足口病、水痘、腮腺炎、风疹、猩红热等。这些传染病大多是呼吸道、肠道传染病，可通过飞沫或接触呼吸道分泌物等途径传播。因此，我们应该怎样采取防护措施，避免传染病的发生呢？

（1）生活习惯好，换季生病少。要随温度变化选择衣物；增加户外活动，增强体质，保持环境的良好通风，尽量避免出入公共场所；要适当多饮水，多吃水果，增强机体代谢。

（2）常言道，春困秋乏。秋天人们常常容易感到疲乏，这时候保证充足的睡眠对健康十分重要。日常生活中做到早睡早起，中午可以睡个午觉，不熬夜，健康生活从你我做起。

（3）要想不生病，免疫预防很重要。疫苗是国际医学界公认的预防流感的最有效的武器，可以切实有效地让人体获得抵御流感病毒的能力。每年的9—11月是季节性流感疫苗的黄金接种时段，易感染流感的重点人群和高危人群适时接种流感疫苗对预防流感非常必要。而对于重点接种人群中的老年人来说，在接种季节性流感疫苗的同时，如果同时再接种一针肺炎疫苗，从防病保健康的角度来说是一件非常有意义的事情。

九、冬季预防感染性疾病的小妙招有哪些？

冬季是一年四季中最冷的季节，机体在稍有不慎的情况下就很容易感染呼吸道疾病。那么如何预防这些疾病的发生呢？让下面这首顺口溜告诉大家。

预防知识先学好，遇到疾病不相扰；

遇到病人戴口罩，人多不去凑热闹；

一旦发热生了病，及时就医别乱跑；

开窗通风很重要，衣被常洗太阳照；

双手流水常清洗，消除"四害"很重要；

饮食注意要卫生，坚持熟食肠胃好；

平衡膳食要记牢，生活规律质量高；

适度锻炼身体好，接种疫苗疾病跑；

预防措施尽知晓，心态平和不会老。

十、对手足口病，如何做到预防有道？

手足口病是由肠道病毒引起的传染病。引发手足口病的肠道病毒有 20 多种（型），其中以柯萨奇病毒 A16 型（Cox A16）和肠道病毒 71 型（EV 71）最为常见。手足口病多发生于 5 岁以下儿童，表现为口痛、厌食、低热，手、足、口腔等部位出现小疱疹或小溃疡，多数患儿一周左右自愈，少数患儿可发生心肌炎、肺水肿、无菌性脑膜脑炎等并发症。个别重症患儿病情发展快，最终死亡。手足口病目前缺乏有效治疗药物，主要对症治疗。

预防手足口病，关键是做好卫生工作，切断手足口病的传染途径。

（1）饭前便后、外出后要用肥皂或洗手液等给儿童洗手，不要让儿童喝生水、吃生冷食物，避免接触患病儿童。

（2）看护人接触儿童前、替幼童更换尿布前后、处理粪便后均要洗手，并妥善处理污物。

（3）婴幼儿使用的奶瓶、奶嘴，在使用前后应充分清洗。

（4）本病流行期间不宜带儿童到人群聚集、空气流通差的公共场所，注意保持家庭环境卫生，居室要经常通风，勤晒衣被。

（5）儿童出现相关症状要及时到医疗机构就诊。患儿不要接触其他儿童，父母要及时对患儿的衣物进行晾晒或消毒，对患儿粪便及时进行消毒处理；轻症患儿不必住院，宜居家治疗、休息，以减少交叉感染。

（6）每日对玩具、个人卫生用具、餐具等物品进行清洗消毒。

（7）托幼单位每日进行晨检，发现可疑患儿时，采取及时送诊、居家休息的措施；对患儿所用的物品要立即进行消毒处理。

十一、关于肺结核，不得不知道的小知识有哪些？

2021 年 WHO 报道全球结核潜伏感染人群接近 20 亿。根据国家卫健委统计数据，2020 年我国肺结核发病例数及死亡例数在大多数月份均居法定传染病第二位，结核病防控形势严峻。

肺结核患者在咳嗽、咳痰、打喷嚏时，应当避让他人且遮掩口鼻，更不能随地吐痰，吐痰时可将痰液吐在纸巾或密封痰袋里。尽量减少外出，不去人群密集的公共场所，如必须去，应当佩戴口罩。

居家治疗的肺结核患者，为避免家人被感染，应当与家人分室居住，保持居室通风，佩戴口罩。

进入冬季后，注意体温和痰液的变化，如体温不正常且脓性痰量增多，提示有呼吸道感染，要及时就医。要特别注意预防和减少感冒的发生。要保护好呼吸道和胸部不受寒冷的侵袭，外出时要围上围巾、戴好口罩、帽子，平时要多喝开水，戒烟酒，防止呼吸道过于干燥。

十二、艾滋病总会让人闻之色变，避之不及，那么如何才能更好地预防艾滋病呢？

（1）坚持洁身自爱，不卖淫、嫖娼，避免高危性行为。

（2）严禁吸毒，不与他人共用注射器。

（3）不要擅自输血和使用血制品，要在医生的指导下使用。

（4）不要借用或共用牙刷、剃须刀、刮脸刀等个人用品。

（5）使用安全套是性生活中最有效的预防性病和艾滋病的措施之一。

（6）要避免直接与艾滋病患者的血液、精液、乳汁接触，切断其传播途径。

（朱文广）